正念 饮食

THE JOY OF
HALF A COOKIE

［美］珍·克里斯特勒
——著
［美］艾莉莎·鲍曼

［马来］颜佐桦——译

天津出版传媒集团

天津科学技术出版社

著作权合同登记号　图字：02-2024-083

图书在版编目（CIP）数据

正念饮食 ／（美）珍·克里斯特勒，（美）艾莉莎·
鲍曼著 ；（马来）颜佐桦译. -- 天津 ： 天津科学技术出
版社，2024. 8. -- ISBN 978-7-5742-2263-2

Ⅰ．R155.1
中国国家版本馆CIP数据核字第20247BG834号

正念饮食
ZHENGNIAN YINSHI
责任编辑：刘　颖

出　　版：天津出版传媒集团
　　　　　天津科学技术出版社
地　　址：天津市西康路 35 号
邮　　编：300051
电　　话：（022）23332390
网　　址：www.tjkjcbs.com.cn
发　　行：新华书店经销
印　　刷：唐山富达印务有限公司

开本 880×1230 1/32 印张 7 字数 148 000
2024 年 8 月第 1 版第 1 次印刷
定价：56.00 元

译者序

不只减重，更要找回吃的自在

相信每位读者身边一定有曾经或正在为体重苦恼的亲友。正是因为已有多次体重反复起伏的经验，你才决定拿起这本书。无论你过去饮食方式如何、对目前健康状况是否满意、未来的体重目标为何，正念①饮食会是每个人通往健康饮食不可或缺的关键。

我在美国完成了整合医学（Integrative Medicine）专科训练后，曾在医院推动健康饮食运动，开设体重管理门诊。这些病人经过八周生活方式调整，大都能够达成理想的初期体重目标，找回久违的健康及自信。每一位病人都有着精彩且独特的蜕变过程，其中一位病人让我印象特别深刻，并开启了我对正念饮食的认识。

五十岁的沈女士因为体重过重，穿不下喜爱的衣服而来到我的体重管理门诊。她减重的动机很强：成为孩子的榜样，把好的饮食习惯带给全家人。在努力控制饮食两个月后，沈女士不仅成功达到理想体重，穿回自己年轻时的衣服，还形成了不少良好的

---

① 正念：最初源于佛教禅修，经过坐禅、冥想、参悟等发展而来。有意识地、有目的地觉察当下的一切，而对当下的一切又都不作任何判断、任何分析、任何反应，只是单纯地觉察它。

饮食与运动习惯。尽管如此，住处离医院大概一小时车程的她，仍然在治疗结束后，每周带着疑惑及焦虑按时来到诊所报到。沈女士总是问我："颜医师，我到底可不可以吃这些食物？"她所指的食物种类繁多，从地瓜到油饭、全麦馒头到奶球等。"我好像复胖了，到底做错了什么？""我这周每天都外食，会不会很糟糕？"这些都是沈女士提出来的困惑和不安。

我发现，正确的营养知识虽然协助了沈女士减重，却无法让她自在地面对每日的饮食选择，也无法让她从健康体重中找回自信。减重学员对于食物的不安，在临床上是很常见的。传统减重仅从"能吃什么""不能吃什么"的饮食限制着手，导致减重过程常伴随着许多焦虑和压抑。这时候，我灵机一动，尝试以正念减压团体常运用的"正念呼吸""身体扫描"等练习，协助沈女士缓解这方面的焦虑。她放下了对"好食物及坏食物""好习惯及坏习惯"的批判及执着，开始充分享受健康食材的美味，体会身体变健康的过程。这对我和沈女士来说是一大惊喜。

进一步搜寻文献后，我发现原来"正念"在体重管理和饮食障碍的应用上，已有不错的科学实证。正念饮食的学员不仅能更有效地学习营养知识，还能配合自己的生理心理讯息，为健康做出合适且自在的选择。因此，我有机会从理论到实务，向正念饮食督导教师安德烈亚·立贝尔斯坦（Andrea Lieberstein）及此书作者珍·克里斯特勒博士（Jean Kristeller, PhD），修习这门自我照顾的技术，成为正念饮食觉知训练的教师。

正念饮食觉知训练结合了正念、饮食科学、认知心理学及健康知识，它让我以一个全新的态度认识身体生理讯息、察觉自己的饮食习惯，协助我以及许多临床服务对象建立并维持良好的饮食态度和健康行为。从预防医学的角度来说，这会是促进健康的重要基石。

我特别感谢我所在的中国台北联安预防医学机构的同事们，这个包含医师、营养师、护理师、行政人员等的团队，胆大心细地尝试将正念饮食觉知训练带给有体重管理需求的服务对象。第一届学员和我们分享，正念体重管理课程是他们这一辈子反复减重中，效果最明显同时也最开心自在的一次。此后，我们见证了更多学员成功的减重历程，在减肥过程中改善了血糖、血脂数值，并逐渐养成了平衡健康的生活方式。这些学员在课程结束六个月后仍能持续维持体重，不复胖，同时开心地享受美食所带来的幸福感。这些经验都加深了我对正念饮食在体重管理应用上的信心。

感谢这一路来给我莫大鼓励的家人、导师、同侪及病人们。正是他们的期待，才促使我努力完成本书翻译，将这本正念饮食觉知训练的书籍介绍给中文读者。希望此书能让中文读者和我一样，体会正念饮食所带来的健康和幸福感。无论你的目标是减重、增重还是健康饮食，相信这本书都能够带给你更平衡、更满足、更自在的饮食态度。

第一部分

吃饭，不那么简单

第一章　认识正念饮食 / 002

第二章　培养正念习惯：食物不分好坏 / 016

第三章　真正的饥饿感：是什么让你咬下第一口 / 028

第四章　你为什么不满足：什么让你继续吃第二口 / 043

第五章　培养外在智慧：让你吃得自在 / 059

第二部分

好好吃饭的练习

第六章　认识你的饮食模式 / 070

第七章　改变你的饮食模式 / 083

第八章　你到底因为什么而进食 / 102

第九章　唤醒你的内在美食家 / 116

第十章　开心享受！但不一定要吃完 / 131

第十一章　告别焦虑！不再执着热量 / 144

第十二章　选择真正想吃的，重质不重量 / 162

第十三章　告别压力型进食 / 178

第十四章　享受你和食物之间的新关系 / 194

致谢 / 206

第一部分

吃饭，不那么简单

第一章　认识正念饮食

想象一下，如果自己能不必经过挣扎，不必放弃最喜爱的食物（可以适量享受一杯红酒、一个餐包、一片比萨、一块巧克力），不必经历渴望与意志之间所产生的拉扯，享受美味的甜点时不必感到罪恶、不必担心一旦开始吃就停不下来，就能成功减重，会有多自在？

这能实现吗？　正念饮食法会引导你达到这个境界。

大部分的学员在参加我所举办的正念饮食工作坊前，都曾有过成功的减重经验。他们根据自己的减重计划算出了要消耗的热量。当他们达到热量目标〔这个目标通常为1200kcal（1kcal=4.1868kJ），有时甚至设定为更低的500kcal〕时，就会感到自豪；无法达标时，即使只差几百千焦（这时候他们可能已经放弃不记录了），也会感到沮丧。一些学员在几天后就无法容忍这种"好食物／坏食物"的概念。然而，也有一些学员觉得这种方式（至少短期内）是管用的。

他们终究会发现自己无法忍受这种生活方式。渐渐地他们重拾旧习，体重也渐渐回升。许多学员经历了无数次类似的情况。他们经常告诉自己需要的是自制力或意志力。我对一位学员印象特别深。课程的第一天，她告诉我："我很会说'不'。我对很多东西说'不'，以至于我偶尔会想要把这些东西全部吃一遍，无法停下来。然而，我想要学会说'是'。我想要与食物成为朋友。"

她最终成功了。我想通过本书告诉你如何跟她一样办得到。

向喜悦说"是"

甜食、炸物、饼干含有令人上瘾的完美比例的甜度、油脂和咸度。你很难拒绝它们。假设自己不太饿的时候，你是否能在品尝了半片饼干、一把玉米片后，就把剩下的收起来，下次再吃？还是，你会抵挡不了诱惑想要再多吃一些？

你可能告诉自己："这不可能。没有人可以在吃了几片薯片或几口甜点后就停下来。"然而，我的经验告诉我，进行了本书第二部分的练习后，你就会知道这是可能的，并且能够自在应对。

无论目前某些食物让你感到多失控，你都是可以获得自由的。你真的可以。

这跟你之前所尝试的减重计划不同。当你开始这个计划，事实上不是在遵照它，而是在创造（并维持）一个与食物、饮食、自己以及身体的新关系。

本书是依据成功的正念饮食觉知训练课程（Mindfulness-Based Eating Awareness Training，MB-EAT）所撰写的。在我获得美国国立卫生研究院（National Institutes of Health）经费后，这个计划经由改编，然后在全世界范围内倡导正念饮食的工作坊中被采用。我们可以通过训练培养自己的内在美食家，从而更好地选择和享受自己喜爱的食物，并在自己不需要或不想吃的时候，将食物留在餐盘里。

早在数十年前，我们就开始了解外来压力干扰是如何将心智与身体联结在一起的。同时，我们也参考了自己以及数个优秀前辈和同侪的研究成果。我会尝试通过这一本书，向他们所分享的智慧及所做的贡献致敬。静坐练习可以协助我们联结内在智慧，从而更好地处理复杂的选择；而不是像一般的减重方法一样，只是简单地通过减少摄入或增加消耗来处理问题。

因此，正念饮食是利用一种全新的方式看待我们与进食及食物之间的关系。这个方式的依据是我们从科学角度对身心进行自我调控，而不是靠意志力或严格的自我控制。然而，它希望通过自我照护及自我调节来创造平衡。这有什么不一样？若纯靠意志力及自我控制，即便你可能想要继续吃，你也会强迫自己停止。而通过自我调节，你可以毫无挣扎地放下这个食物，或者决定晚点儿再吃。

我经过多年的研究，建立了正念饮食觉知训练的核心基础。该训练计划目前包含四个核心元素。

一、静坐。

二、了解你的意志力量。

三、拥抱而非对抗食物。

四、感受科学调节的影响。

以上的每个元素融合了我的亲身体验及这几年来的奋斗成果。接下来的章节，我会分享自己是如何渐渐地将这些元素组成正念饮食觉知训练并集结成书的。

个人奋斗及科学发现

在我青少年及大学时期，我发现自己陷入了白天节食、夜间过量进食的循环，然而强烈的罪恶感及羞耻感持续推动这个循环一次又一次开始。我没有因为这些举动而减掉不想要的体重。事实上，我反而变胖了。这一类的故事我们应该都很熟悉。

在我学习了超觉静坐后，我开始对于新兴的身心医学领域产生兴趣。之后我加入了威斯康星大学（University of Wisconsin）一个卓越的研究团队，探索利用生理回馈法（biofeedback）降低心跳及协助压力管理的效果。当提议将静坐作为另一种替代方式时，我惊讶地发现这两者的效果一样，甚至静坐的效果更好。我对静坐如何帮助身心建立联结产生了更大的兴趣。

这时候，我仍然陷入饮食及体重的恶性循环中。我避开碳水化合物，尝试利用新发展的认知行为治疗方法，但是都没有成功。后来，我又到了亚洲一趟。在那儿，我察觉到自己可以真正享受高碳水化合物食物，同时摄入更少的分量。令我惊讶的是，我不费力气地减轻了体重。回到美国后，我又重拾旧习，体重也回升了。在耶鲁大学，我再次研究有关身与心的联结。当时，研究团队关注的是自我调节理论。它不只是解除症状，还能培养身体自我恢复的能力。我们想要知道：如何协助人们重新联结身与心以达到自然平衡？

能和这些学者合作，研究人类如何建立与进食及食物的关系，研究正常饮食者在面对社会压力及其他进食诱发因素的时候，如何失去自己生理饥饿感及饱足感的经验，我感到非常兴奋。这些学者也正在研究味觉经验的基本过程，以及它如何受生理及心理因素（例如饥饿感及分心）的影响。

我的想法是，我是否可以把这两个科学领域（自我调节理论及进食经验的觉知）结合在一起，来协助解决个体问题？ 与其让饮食障碍的学员使用不同的饮食计划、记录所吃下的全部食物，不如建议他们留意自己的生理饥饿感、在面临压力时放松身心、选择吃真正喜欢的食物，在满足的时候就停止进食。我也开始建议学员阅读苏茜·奥巴赫（Susie Orbach）开创性的作品《肥胖是女权议题》（Fat is a Feminist Issue），尤其是"强迫性狂食症者的饥饿感经验"这个章节。

我开始在自己身上尝试。我允许自己在白天吃想吃的食物，并留意自己的味觉感受。当我没那么饥饿的时候，我是否能从适量的食物中感到满足？ 如果真正地留意这些经验，放慢节奏充分享受我所吃的食物，这个食物会带来更大的满足吗？

在接下来的一周，我允许自己在午餐时间吃任何我想吃的高糖、高脂、高热量甜点。第一天，我直接跑到附近的贩卖机，按下了诱惑的按钮，薯片及巧克力饼干随之落下。它们味道不错，接下来一整天我都不需挂念着食物。适量地吃了晚餐之后我就不想再吃任何东西了。

第二天，我再次跑到贩卖机做了一些不同的选择。第三天，贩卖机看起来没那么诱人了。我走到了糕饼店，买了一个很大的牛角面包以及一块黑巧克力蛋糕。太棒了！ 而且我发现：就如味觉研究所预测的，蛋糕的最后几口吃起来没前面几口那么好吃。

第四天，我没时间去糕饼店，贩卖机里也没有特别吸引我的食物，所以我走到街角的比萨店，点了两片我最喜欢的口味，坐下来，用心品尝每一口。在接下来的整个下午我都感到满足。

这周结束后，我发现，当我允许自己无罪恶感地吃自己喜欢而原本不敢吃的食物后，我轻松地减少了夜间的进食量。我能享受这些食物，并且减少了对它们的渴望，也不会想要不停地吃它们。很快地，这些我原本以为需要意志力及自制力来抵抗的食物已经失去了它们的诱惑力，这让我大开眼界。我多次在病患身上使用这个技巧，并且多年后，我才成功把这个技巧应用于正念饮食的课程。

数年之后，静坐在治疗中被广泛运用，且越来越受欢迎。我有机会在不同的地方尝试我所发展的课程，每一次带给我新的学习机会。在康涅狄格州纽黑文市（New Haven）工厂的员工减重团体班，我建立了静坐练习的信心。我将课程改编并用于布朗大学（Brown University）的咨询服务及心理服务部门，这让我确认了自己过去的经验，证实了正念饮食对于减轻体重担忧及挣扎的有效性。我将此运用于哈佛医学院剑桥医院的精神科，这段经验让我放下了静坐诱发精神症状的顾虑。后来，当我加入伍斯特市的马萨诸塞大学（University of Massachusetts）医学中心成为教职人员时，正念饮食课程基础终于成形。20 世纪 80 年代，这个单位是将身心元素结合于医疗服务的先驱。我开始与乔恩·卡巴特 - 津恩（Jon Kabat-Zinn）合作开展正念减压课程（Mindfulness- Based Stress Reduction, MBSR）的相关研究。我已倾向于如今的饮食训练—— 一个协助改善进食及体重挣扎、基于正念的课程。我发现加入正念减压课程的元素让它更有效。

为了进行此课程的研究，我回到了大学的心理学系。在印第安纳州立大学（Indiana State University）任教不久后，一位博士生布莱登·哈利特（Brendan Hallett）表示想加入我们的研究团队。我们开始对18位年龄介于25至62岁、有暴食症及体重相关问题的女性进行系统性的分析。她们都曾静坐。这些研究成果令人兴奋，也证实了我一直以来的临床经验：暴食发作频率及严重度在几周后减少超过一半。学员明显地减低了跟进食相关的挣扎，忧郁及焦虑情绪也降低了。再者，她们愈常使用进食的正念练习，进步就愈明显。

受到这些正面结果的鼓励，我与同事开始进行美国国立卫生研究院所资助的研究计划。我们与杜克大学（Duke University）鲁思·沃勒威医师（Ruth Wolever）合作，开展了首项针对男女暴食症患者的研究。我们成功复制了小型研究的成果。然而，我们发现无法预估哪些人会成功减重。虽然有些人在几个月内减了10kg，但另一些人反而增加了体重。也许当他们认为自己首次获得准许，就会开始随心所欲地进食。这再次证实，正念练习的频率能够预测是否会成功。

因此，在接下来的美国国立卫生研究院所研究计划中，我们决定加上饮食训练的核心元素：了解热量、营养需求和健康食物选择，我们将这些知识称为"外在智慧"。我们也决定为暴食症及非暴食症者设计课程。结果非常惊人，直至计划结束，学员每周体重都能减少0.5kg。学员渐渐地发现，他们可以轻松地选择更健康的食物。过去几年，经由正念饮食觉知训练改编，针对糖尿病患者及轻度体重问题者的美国国立卫生院研究计划，也发现了同样的结果。

在这项课程中，有的学员在前几个月减了10~20kg，有的学员起初体重没有变化，但在课程结束后陆续减了超过45kg。有的学员虽然体重没有减很多，但他们不再与食物及进食冲动为伍。在正念饮食觉知训练课程的后期，学员可以合理进食并享受美食带来的愉悦和满足。

更多的是，当学员学会这种方法时，他们曾经渴望的食物现在尝起来已没那么好吃或完全失去了吸引力。学员们常这么说："我曾经热爱这些饼干、薯片、甜甜圈，但你知道吗？它们已经没那么好吃了。"他们再也不需要靠意志力或自制力来停止吃这些零食。

就我个人而言，这个方法让我完全放下挣扎。利用这些技巧，我更享受食物，吃得更少，也结束了暴饮暴食、罪恶感及自我剥夺的循环。

告别"意志力"

当你尝试使用意志力来减重，你会用外在规则来规范你的饮食（比如一天只吃1200kcal、不续碗、只吃水果不吃甜点），然后努力强迫自己遵循这些规则。想象一片新鲜出炉的饼干，一个用祖母特别食谱亲手做的饼干。你当然会想吃它，谁不想呢？当你伸出手要拿饼干，你的意志力如同另一只手，抓紧你的手腕并强制地将它拉回。为了强化意志力，你可能利用饮食记录、减重伙伴、每日每周量测体重，以及负面的自我对话（例如"不，我不应该吃"）来督促自己。

当你尝试靠自我控制来减重，你会改变环境或想法，让你不需调动这么强的意志力。为了避免受到饼干、薯片的诱惑，你不要买它们，至少不要将它们放在容易看到的地方。为了避免自己吃较大分量的食物，你可以选择小一点的碗盘，或餐前喝水、喝很多汤、不断吃自己不喜欢的所谓"安全食物"来欺骗身体，让身体产生饱腹感。你可能会避免某些情况——吃到饱、食物分量大的餐厅以及聚餐。这些做法可能暂时有效，甚至能促使你形成新的饮食习惯。但是，当饼干放在桌上、当你来到餐厅或当其他人都点了甜点时，你也许依然会重拾旧习。

等你学会自我调节，你就能对眼前的饼干做出合理的取舍。你会聆听内心的想法，做出回应。你可以选择在感到饥饿时充分享受这块饼干的美味，也可以选择只吃几口，把剩下的部分留到下次再吃。当你掌握了自我调节的力量，你就能以开放的心态面对各种食物。你可选择拿起饼干，也可以选择将它留在那儿。一切都十分简单。

你也许很难想象，但通过这种方式，你可以有效地管理自己的体重和饮食习惯。本书将告诉你如何实现这一目标。

正念如何协助你减重

练习正念静坐能让身体放松，但它的目的不仅如此，它的目的是让你留意，并接受当下自己的经验。静坐练习，让我们即使在欲望强烈且无法承受时，也能保持正念，它利用两个方法来协助你减重而不会复胖。

聆听自己的内在智慧：找到食物不再吸引你的时刻。内在智慧包含学习如何使用食物来安抚、放松、庆祝，而不过度。与其强迫自己少吃，不如让内在智慧引导你："我真的要它吗？我真的享受它吗？ 我真的饿吗？ 我还能够享受它吗？ "你会发现，只需三四口就能让你像吃下一两份一样满足，而且身体不会感到不适。

聆听自己的外在智慧：与其盲目遵循他人的热量和营养规则，不如使用外在智慧来做明智的选择。外头有着太多不同的饮食营养信息，多到无法承受。某天你学到高脂食物导致肥胖，再来你又听到某些脂肪反而让你减肥，接着，你听说吃素才会有最佳的身体，然后又有人说你应该避开碳水化合物。

在这个计划下，你不会把食物简单地分成可以吃的食物及不可以吃的食物两类。你可以把它们分成你较喜欢的食物及不喜欢的食物、较健康的食物及营养较差的食物（特别是过量进食时）。你可以把食物当"药物"，但不是"毒药"。

热量（我称之为食物能量）是重要的。若学会如何达到平衡，你就会寻获通往自由的大道。你会发现自己变得更专注及自在，而非执着及焦虑。你会改掉原有的饮食习惯（一个你已维持多年，每次节食减重后又会回来的饮食习惯），转换成能够长期对你有所帮助的新习惯。

当你这么做时，你可以达到以下几点：

放下挣扎：很多人告诉我，学习正念饮食前，他们似乎将大部分醒着的时间花在担心食物以及他们的体重上。通过正念，你学会放下这种持续性的挣扎，将这些能量及注意力放在生活中更重要的事物上（这比你是否要吃下这块布朗尼蛋糕还重要）。

可能你需要一点时间来重新塑造你的饮食习惯，但是你也有可能像玛莉安一样，很快成功且持续维持。我在她参加的工作坊结束一年后遇到她时，她很兴奋地告诉我，她已经能战胜冰激凌带来的诱惑。她曾暴食，一次吃掉1L的冰激凌。工作坊结束后的几个月，她不愿意买冰激凌回家，只愿意偶尔在餐厅吃一些，或买个蛋卷冰激凌。现在她把比较不喜欢的口味（香草或草莓）放在家里，而最近她发现，即使把最喜欢的口味（薄荷巧克力碎片）买回家，她也不会再暴食了。

将盲目饮食转换成正念饮食：跟进食有关的决定在毫秒内就产生了。我要更多，我要少一些，我这样做很糟糕所以我要继续下去，吃了这个我就会自我感觉更好。但我们可以中断这个循环，即刻开始改变，将自动化的反应变成充满正念的回应。透过静坐练习及正念觉察，你会学会用一个不加批判的方式留意所浮现的事物。你会充满愉悦地了解饥饿、饱足和满足的感觉，而不会感到不适。你所做出的饮食决定会滋养你而不是折磨你。你将学会停下来聆听你的选择，并不会感到无法抵抗，也无须建立起不必要的围墙。

留意绊倒你的想法：我们把许多过去的历史带到每一餐。举例来说，工作坊的学员告诉我，他们对于把食物留在餐盘里感到非常挣扎，这是因为他们的母亲总是跟他们说不能浪费食物。当我问起："你的母亲在这儿吗？"有些学员还会开玩笑地说："哦，她真的就在这儿。"我接着问："我很好奇，有没有哪些事情是母亲请你做的，但你现在不做了？"顿时，房间里安静了一阵子。我就会听到大家不约而同地说"有"。

通过此书，不管你真正或想象中的母亲怎么跟你说，你会学习如何自在地将食物留在餐盘里。你会留意到一些想法，这些想法你会对这些不必要的想法强烈影响你的饮食习惯，但其实它们是不必要的。然后，你会对这些不必要的想法给予合适的回应。曾有多少次，你的意志力败给了渴望，你告诉自己："我吃一点就好。"接着，你可能又吃得更多，直到感到身体不适甚至生病？这会让你觉得挫败：反正我都控制不了自己，为什么要这么在意？克服这个循环跟增强意志力无关。自动反应也许会让你感到无所选择，但是通过正念的力量，你会发现其实是有所选择的。当你允许自己与强烈负面的情绪、渴望、罪恶、其他诱发因素，并允许自己享受喜欢的食物时，你可以渐渐打破这个循环，从进食中获得自在感。

远离食物警察：自我督促的想法（也许利用食物纪录、减重伙伴、体重计）经常诱发一种叛逆的想法。通过正念，你从督促自己转换成了解及滋养自己。记录饮食对你有好处。第六章会告诉你如何进行不同的记录，以一种充满好奇、探索，而不是像有人在背后盯着你看的方式。

放下对热量的焦虑：我曾遇到一些人因为害怕热量，甚至不想说出这个字，也不曾检视自己到底吃了多少；另一些人则过度执着，连 10kcal 或 20kcal 都要斤斤计较。通过本书，你将学会灵活地管理你的饮食习惯，就像管理你的金钱一样。这并不意味着每天设定一个绝对值，而是留意最后的数值。

我对你的期望

我在工作坊中喜欢分享一个卡通人物凯茜，她是凯茜·季兹魏泰（Cathy Guisewite）所创造的一个漫画人物。她总是在食物、爱情、家庭及工作中挣扎。她将自己绑在椅子上，试图以此帮助自己抵抗旁边一盒饼干的诱惑。然而，她的一只脚却偷偷地伸向饼干。每当我分享这一张漫画时，大家都会笑。因为这是我们很熟悉的挣扎。你并不孤单，而且你可以从挣扎中释放自己。

研究饮食心理学，学习静坐，过去二十几年来，我运用这些技巧教导数百位工作坊的学员，我深刻相信：每个人都可以改善自己与食物的关系，更加享受美食，找到让自己减重的方法，而且渐渐地愈来愈少挣扎。

你真的可以只品尝半片饼干或是几片薯片，可以参加节庆聚餐而不感到焦虑，可以再次接受这些能够安抚你的食物，可以参加一个有十几种食物的派对而感到自在，你知道自己不会过量进食，你可以吃较小的分量，却得到更大的满足。

你不一定会在今天、下周或下一个月全部办到。但是你会学习及练习一些重要的技巧。它们会渐渐地将以上所描述的变化变成常态，而不是偶发的例外。你可以减重，不复胖，也不会感到自己被剥夺或错过你所喜欢的食物。

与其建立疼痛及焦虑的关系，不如培养一个与味觉、滋养及满足感有关的关系。你会重新享受放下挣扎，迎接饮食所带来的味道及愉悦。本书会告诉你怎么做。

让我们开始吧。

第二章　培养正念习惯：食物不分好坏

本书是根据我和其他人多年来研究的有关过量进食影响心理的内容所写的，它融合了很多不同的方法，但是正念是本书介绍的方法的核心。

正念指出一个通用的道理：生命许多的挣扎及痛苦，来自过度执着于想要的事物，对于可能造成问题的事情却充满恐惧。正念允许我们通过察觉自己的过度反应及考虑其他的可能性，来放下一部分的挣扎。

正念种子存在于每个人的心中，你只需用心地培养它。无论你目前有哪些饮食或体重的问题、无论来自何方，正念练习皆可以帮你转变你与食物及身体的关系。

立即试试看

你可能担心自己缺少改变的必要条件。我可以保证，你在生命中已有多次处于正念状态的经验。回想这一天、这一周或者这一个月，你是否曾经停下来欣赏日落或美丽的彩虹？或是认真看着一个婴孩的脸庞？或是停下来闻花朵的香味？如果没有的话，不妨在接下来这一周尝试看看。你不需要用文字描述这个经验，也不需担心如何应对它，因为这个经验的体验本身就是正念。

何谓正念

当你练习正念时，不需要尝试留意每一个经验，但你可以选择专注于对你重要的事物。你可以不加批判地察觉你的内在世界（你的身体感觉、情绪、想法），以及外在世界。

我们可以在这个当下培养正念，但是需要选择将注意力放在有价值的事物上。当你这么做时，你可能会惊喜地发现经验变得更丰富了。想象一个例行性的工作场景，如开车、散步、园艺等。当你的思绪飘走的时候会发生什么事？你的想法会立刻飘到负面的自我批评吗？飘到各式幻想？飘到其他的工作上？你是否能够享受当下的经验？或是你会稍微分神，拔掉不是杂草的东西，开了洗碗机却发现忘记加洗洁精？

想象如果将你的正念觉知带到工作上会有什么结果。偶尔你可能已经体验过全神贯注地享受蝉叫声、植物新芽的色彩或更复杂的事物所带来的满足感。正念会带来类似的满足感。

正念和任何技能一样，可以通过培养而强化，而静坐练习会带来很大的影响。通过静坐静心，你会强化保持正念的能力。这让你在谈话、开车还有进食时，都可以保持正念。静坐能让你更敏锐。觉察呼吸的技巧，能教导你如何觉察自己的饥饿、饱足、情绪、渴求、享受等。正念技巧让你将专注力放在当下想要注意的地方。

正念教你更深层地联结智慧心智。在最表层是游离不定的心智，它们充斥在当日的计划、购物清单，或是像派对里不小心听到的谈话内容当中。游离不定的心智已成为不少研究主题的重点，它可以把我们带入担忧及疑虑，也可以把我们带到更深的层次，去分析、判断、解决，甚至思考生命中的一些议题。

当这些复杂的想法安静下来时，我们就能更好地运用智慧心智。这时，我们的大脑会浮现感觉更完整、具创意、有力的新观点，而且这些观点显得比较实在且真实。新的神经科学研究证据表明，通过练习，静坐者对于游离不定的心智有着更大的掌握力，更能运用大脑前额区域的整合功能。这代表，即使是初学者，静坐也可以创造特殊的稳定、平静、智慧及洞察经验。这可以应用于各个方面：我们的思维过程、情绪、抉择、人际关系等。

把智慧心智运用在饮食上特别重要。一般来说，我们大部分的饮食习惯几乎是自动化的。当然，我们也会做出经过思考的选择（决定要煮什么、要点哪个餐点、要从冰箱或橱柜取出哪个食物），但是我们往往忽略了这些选择背后的思考过程。即使是没有太多静坐经验的人，当他们短暂地放下原有的游离不定或嘈杂的心智时，也会在处理困难的食物选择时展现出强烈的洞察力。

打破盲目饮食的习惯

正念是一种习惯，本书会帮助你培养这个习惯。通过饮食练习，你将能够改变原本熟悉的盲目习惯。

想象自己在电影院点了一桶爆米花后会发生什么事。你会将它带到位子上，接着你的手就会持续地来回于桶子和你的嘴巴之间，这时你可能是无意识的。因为对电影着迷，你大概不会花时间留意爆米花的味道，你只是在吃而已。

最终你的手会碰到桶子的底部，你想要捞起最后几个爆米花，但是发现爆米花已经全被吃光了。康奈尔大学（Cornell University）食物及品牌实验室主任布莱恩·汪辛克（Brian Wansink），在研究中发现，爆米花好吃与否并不影响你是否继续吃。不知不觉间你也许已吃下了相当于两人份香肠比萨热量的爆米花。然而，你却觉得似乎还吃得不够。

我们可能大部分的进食都是盲目的。经过同事的零食罐时，顺手拿走一块巧克力。家人坐在身旁吃薯片的时候，顺便吃几片，然后愈吃愈多。我们经常吃下很大分量的意大利宽面条，只因为它在我们面前。

我们被许多影响进食的因素包围着。单是食物的影像、味道、想法，就会诱导我们把饼干、薯片、零食塞入嘴里。我们吃下了许多高热量的食物，但又无法充分享受它们，在继续与克制中挣扎。

更糟糕的是，盲目进食常让我们感到不满足，甚至情绪空虚。当盲目进食时，我们会失去与身体讯息的链接。身体任何时候都跟我们保持沟通，提供我们一些可以运用智能响应的讯息，但是前提是我们愿意学习聆听。如果不留意，我们就会错过自己的饥饿、饱足还有最重要的愉悦享受。

盲目进食让我们被蒙蔽，不去了解食物的营养价值。你知道你的午餐热量大概有几千焦吗？它足够让你延续工作到晚餐时刻吗？还是因为你只吃了清淡的沙拉所以热量不足？你也可能吃了快餐，还点了特大份，造成热量过剩。你知道你的身体需要多少热量来维持体重吗？如果要减 1kg 你该如何选择？增加 1kg 你又该如何选择呢？你的身体需要多少热量才能维持你的理想体重？

当我们不加思考地做出反应，我们也会让自己丧失对自己的控制，这会导致焦虑、忧郁、饮食障碍以及成瘾行为，一部分是因为盲目进食也包含盲目思考。当我们遇到一个诱发进食的因素（无论是视觉、心理或社交情况），我们会以一个想法（或好几个想法）来反应。这些想法通常在我们无意识下快速地组成。一连串的想法足以诱发过量进食的恶性循环，这可能是相对小的分量或是一个真正严重的暴食事件。我们经常不经意地告诉自己："一小口没关系。"这些想法有一些是可以被理解的，有一些只是借口。

盲目饮食最糟糕的一点是，它让你吃更多，享受更少。过去，我们没有太多的选择，没有足够的食物，大部分人需要进行繁重的劳力工作来养活自己。这时候，盲目饮食可能还行得通，但现在我们大部分人所居住的世界已不同以往。

打破节制饮食的习惯

也许看到这里，你会对自己说："我希望我可以盲目一点。我现在对每一口、每一餐、每一天都充满着许多想法。"这种态度使我们过度执着于放入嘴里的每一块食物，让我们把食物分成黑白两类："可以，我可以吃这个"与"不可以，我永远不能吃这个"。

- ·不能吃糖。
- ·不能吃炸物。
- ·不能吃牛油。
- ·不能吃肉。
- ·不能吃奶制品。
- ·不能吃包装或加工食品。
- ·不能吃含麸的食物。

你很可能曾听闻过，这些食物含有令人成瘾的盐、油脂及糖，或听说它们会导致心脏血管疾病、糖尿病以及其他的疾病。同样的，你也可能看过或经历过，知道某些环境会鼓励过量进食，你必须避开这些地方。

也许经过小心的反思后，你决定舍去某些食物或环境。你也许觉得这些规范让生活更简单。我们被各式各样的食物选择所围绕：我该吃培根加蛋还是燕麦粥？吃汉堡还是沙拉？意大利面还是青花菜？因为很多食物会落在"不能吃"的这一大类，严格的饮食计划可以简化这些抉择。戒断的确会降低某些食物的诱惑，但是需通过真正放下的态度，而不是尝试抓着不放。

"不可以"的心态对大部分人来说都是过于限制。我们活在一个充满诱惑的世界，这是很难避免的。也许你可以避开自助餐餐厅，但是下一次聚餐时你该怎么办？参加游艇行程的时候呢？如果参加瑜伽修习营，所提供的健康食物是以自助式的方式提供，你又会如何挑选？你会避开提供很多不同种食物的联谊活动吗？

对大部分人来说，他们很难做到只在家用餐，把所有诱惑食物留在屋外，永远不经过有炸物香味的餐厅。

节制性的饮食心态会减少饮食、社交甚至生活的享受。节制饮食者发现与朋友外食或让其他人准备餐点，是很有挑战的。我曾经跟一位女士聊天。她告诉我，她一直想要到日本旅游，但是听说日本用餐都提供白饭，而因为她已决定不再吃白饭，所以决定放弃探索一个她心怡已久的国家。

《一个新世界》（*A New Earth*）的作者埃克哈特·托尔（Eckhart Tolle）写道："你所对抗的，会增强；你所抗拒的，会持续。"也许你也有类似的经验。一旦告诉自己："再也不能吃糖。"接下来会发生什么事？你脑海里总是充满着含糖的食物！你愈抗拒，渴望愈强烈。渐渐地，渴望大到让你失去抵抗的能力。你停止减重计划，从对食物的过度执着，转换成刚好相反的盲目生活的状态。你不再小心选择，不再计算热量，体重也渐渐地回升。

把食物分成"可以吃"及"不可以吃"，会导致不必要的痛苦及挣扎。节制性饮食者通常充满着自我批判：遵守节制时，情绪就会正面，反之则会很负面（"我吃了这个，真糟糕。""我不应该吃这个。""我若让自己吃这个就代表我很软弱。"）节制者的"不可以"心态，让食物掌握了所有的力量。大脑的形式因觉察及注意力被启动，也因渴望及厌恶感而强化。因此，一旦强烈的渴望出现，我们无法经由持续的挣扎而摆脱它。对于真正生理性的成瘾物质（尼古丁、酒精及大部分的药物），戒断可能是唯一的方法。经验告诉我，所谓食物成瘾的本质其实完全是心理性的。引起诱惑的食物会影响大脑，增加多巴胺，进而导致渴望吗？当然。但是这些食物对于每个人的效果一样，无论他们是否曾有成瘾的感觉。

盲目饮食及节制饮食之间存在一个中庸之道，这不代表我们需在这两者之间来来回回，而是我们可以找到这两个极端中的平衡点，做出灵活而有意识的抉择。当你辨识自己最渴望的食物并学习品尝它们时，会发生一件了不起且强烈的事情：你可以真正享受这些食物。与其在匆忙中吞下三个甜甜圈（无法真正享受任何一口且一直感到罪恶感及忏悔），不如只吃半个甜甜圈却享受每一口所带来的体验。正念培养注意力及觉察力，同时打断过度自动化反应的拉扯，好让身体自然的自我调节过程发挥作用。

鲍伯讲述了他的经验。他和一位朋友常光顾自助餐餐厅。有的人有酒友，鲍伯则有饭友。他和他的朋友一起过量进食，而且总是期待每一次的聚餐。最后，他因为开始担心体重而来参加我们的课程。

很多减重专家警告鲍伯，要他放弃自助餐，因为它们太危险了，充满着令所有减重者都无法抵抗的诱惑。

我反而为他找到可以享受嗜好又可以减重的方法。课程结束时，鲍伯仍然会跟朋友到自助餐餐厅用餐，但是他的体重跟着下降了。鲍伯不再过量进食，他只会品尝及充分享受他觉得特别有吸引力的食物，而且爱上吃进去的每一口。

培养正念饮食的好习惯

正念饮食是处于盲目饮食及节制饮食之间的中庸之道，源自这几项原则。

原则一　只有你了解自己的身心需求

没有人可以告诉你目前有多饿，或什么时候吃得够饱了。你的朋友不知道你需要吃多少才会感到饱足，餐厅的厨师也不清楚你的饱腹感如何，任何知名的减重方法同样无法给出精确答案。

一旦深入自己的内在智慧（了解自己的饥饿感、饱足感及对食物的享受），也与自己的外在智慧取得平衡（了解食物热量及营养成分的知识），你就会为自己的健康、体重、人生做出弹性的抉择。

原则二　你可以利用想法及感受来了解自己，而不是惩罚自己

即便是经常被困在"应该"与"不应该"之中，你也会从此书第二部分的练习中，学习开放面对你的身体、饮食习惯、你对某些食物的渴望，以及你的情绪的真实状态；而不是你认为它们"应该"处于的状态。即使对这些状态引起反应，你也会单纯地、不带批判地察觉它们。这种觉知能够协助你做出明智的决定——你是否真的需要某种食物、需要多少食物来满足自己。

原则三　没有不好的食物

某些食物的营养价值的确比较高，但是没有任何一样食物是绝对被禁止的（除非你有特殊状况）。一项均衡的饮食中，少量摄取你最喜爱的食物，不会导致体重增加或产生疾病。你真的可以（适当地）纵容自己，无须感到罪恶。没有绝对正确或错误的食物，选择的食物只有不同程度的价值，为你带来不同的满足感。

原则四　计算热量是重要的

虽然内在智慧可以有效地协助你在较少的热量摄取下感到满足，但是你的成功也需仰赖外在智慧的培养。当你考虑预算时，虽然你不一定会记录每一项消费，但是可能会看价格标签，跟其他商店做比较，然后对于能否买得起某件物品有个大略的想法。你将学习如何在饮食上做同样的事情。当你知道所吃的食物或想要吃的食物的热量价值、你的热量需求，以及特定食物的健康效果时，你就可以为自己该吃哪些食物、吃多少，做出有明智的决定。对于喜爱的食物你可以选择少量来满足自己的口味；舍弃那些相对不喜欢或不需要的食物。

原则五　你的内在及外在智慧可以相互合作

这两种智慧源自正念且互补。正念让你能够有效地运用心智。当你能够温柔地察觉到——想法、情绪及诱发进食的因素浮现的当下，就可以建构一个空间思考如何响应它们。有时候你也许决定吃一点点，有时候决定吃多一些。正念能引领你随着每个当下、处境，做出不同的决定。

原则六　仰赖意志力及罪恶感会导致不满及挣扎

以探寻及谅解取代意志力及罪恶感。邀请自己与诱发进食的所有想法及情绪（正面及负面）保持联结。

原则七　你总会与食物产生某种关系

关系是正面或负面，取决于你在咬下每一口的当下所伴随的心境。

原则八　每一口都能够发现喜悦

当你学习正念时，你可以将喜悦带到每一口食物上，充分享受你的饮食经验，滋养自己并尊重带给你生命力及能量的食物。

原则九　你的生命不限于饮食习惯

期待通过此书的练习，让你这一辈子都能与食物建立一个滋养平衡的关系。不再持续地挣扎，你会体验到解放的感觉。你知道自己是主导者，体认到饮食体重的担忧只占生命的一小部分。生命中还有更多层面值得你去察觉、留意及欣赏。

何为正念饮食

·刻意以不批判的方式，留意自己与食物以及进食的当下所带来的经验。

·渐渐察觉到每个当下的内在（想法、情绪、饥饿、味觉、饱足感等）以及外在（各种食物的营养价值）。

· 学习分辨生理饥饿感与其他进食的诱发因子（例如强烈的情绪、想法以及社交压力）。

· 尽可能选择自己喜爱又能够滋养身体的食物。

· 感觉每一口食物所带来的味觉变化。

· 察觉肚子如何渐渐饱足，吃饱的时候又是怎么样的感觉。

· 利用营养成分及热量的知识来选择吃什么、吃多少，以满足个人的健康需求。

· 将对食物的担忧所消耗的能量，转移至生命中重要的事物。

第三章　真正的饥饿感：是什么让你咬下第一口

你是否曾发现自己站在厨房，手埋在一包薯片里，嘴巴充满着咸味和酥脆的口感，然后好奇地想着："我到底是怎么了？"参加招待会，有服务员拿着一碟油炸食物经过，你拿起一个放进嘴里。你可能不是因为真正的饥饿而吃下这些食物，也不是因为它们看起来很美味所以想吃。也许你只是因为食物在面前，就顺手拿起了它们。

你的一些进食习惯也许就是如此的自动化，连你自己都忘记自己曾经吃了什么。如果请你回想今天吃了哪些东西，你很有可能无法全部记起来。也许你能够回忆起所吃的主餐，但是会忘记同事在会议前请你吃的一块巧克力。你每天无意识所吃下的食物，热量很可能超过 200kcal。

我们的饮食习惯很可能就是如此的盲目。

我们每天平均做两三百个与食物相关的决定，但是根据我在康奈尔大学的同事布莱恩·汪辛克所言，我们只对其中的一小部分有意识。汪辛克博士花了大部分时间研究盲目饮食的诱发因素。许多因素，包含餐盘大小、情绪想法等，都能影响我们何时吃、吃什么、吃多少，而且这些决定大部分是无意识的。

诱发因素可能是视觉性的。例如，同事留在休息室的手工布朗尼蛋糕，或是店员提供的免费试吃品。它也可能触发你的其他感官：邻居的烤肉香味、同事座位传出的咔滋咔滋声响。社交压力也可能成为一种诱惑：餐桌上的人都点了前菜，你的朋友递给你一杯红酒。此外，习惯也可能是一个诱发因素，例如每天傍晚或晚餐后同一个时间的冰激凌。吃东西本身可能有自我安抚的效果，因此，你会为了满足被抚慰的渴望而吃点东西。

生活充满无数种诱发进食的因子，尝试去除或避开它们，最终会失败。你当然可以把过度诱惑的食物留在家门外，或是可以小心地打包并收起饼干及薯片。但不管多小心，你还是会遇到食物出现在你面前的情境。比如，派对的时候有人将食物端给你，食物的香味会在你逛街或看电影时飘散过来。

也许你可以选择聆听自己身体的讯息，告诉你什么时候细胞需要能量，并在真正饥饿的时候再进食。联结真正的生理饥饿感，是盲目饮食最强大的刹车系统。

什么是生理饥饿

饥饿感是天然的，你可以把它想象成身体用尽能量时所产生的重要讯息。

当血糖下降时，生理饥饿感会随着上升，一开始的感觉也许是肚子轻微的空虚或绞痛。如果没有补充食物能量，身体会开始燃烧所储存的能量，饥饿感会得到暂缓。然而渐渐地，饥饿的感觉会变得急迫且强烈。除了胃绞痛，你可能感到头晕及焦躁。

身体利用这些感觉告诉你，你的消化道已将上一餐消化完成且细胞需要更多的葡萄糖燃烧成能量。身体的每一个细胞每天都需要能量，有很多导致我们错过这些讯息的原因。也许你只是不曾真正留意它们，或是你已尝试太多严格的饮食方法，以致疏远了与它们的联结，或者你已把注意力全耗在生活的高压力状态下。

当我们盲目地进食时，很难分辨生理饥饿感与其他相似的感觉。对某些人来说，口渴可能会与饥饿感混淆。我们的身体可能习惯了——不管是否真正需要更多热量都感到饥饿。早上十一点刚吃过点心，中午的时候肚子还是可能咕噜咕噜响，因为这是平常吃午餐的时间（这时候外在智慧就会很有用，你也许可以把这一天的午餐延后再吃）。

我发现有些人总是很快地吃掉食物，不曾感觉到肚子初期饥饿的不适。当我问他们："生理饥饿感对你来说有什么样的感觉？"他们会告诉我他们真的不清楚。然而，他们一整天都在吃东西，为细胞提供持续的能量。有一些人告诉我，他们因为害怕过度饥饿的感觉，所以只要饿一点点就会吃下大量的食物。其他人，特别是经常进行饮食控制者，可能已经长期忽略饥饿感。无论你目前是哪种饮食状态，可能还需要一些时间才能完整地察觉生理饥饿感，但是我发现大部分的人都可以很快地觉察。

其他的进食原因

简单来说，对食物的渴望可能跟生理饥饿感有所混淆，而它可能由很多不同的原因引起，包含：

看到食物：即使刚吃饱，看到及闻到美食还是会让我们感到饥饿。就如巴甫洛夫（Pavlov）的实验，狗经过学习，听到铃声就会流口水。即使刚吃完大餐，我们看到饼干、蛋糕及其他零食时，还是可能想吃。只要想到食物、听到某人跟你说起美食，或看到有关食物的电视广告，就足以诱发想吃的渴望。

记忆：你会这么喜欢巧克力碎片饼干，与母亲所做的手工饼干的记忆有关系。因此，即使是质量较差的量贩巧克力碎片饼干，对你来说都具有诱惑。这是因为你会想要追寻埋藏在脑海里的记忆。有些记忆可能是很复杂的。我曾经有位女朋友，常会在某家特定的快餐店点薯条。她想要少吃些，所以从超大份的薯条换成小份薯条，但从没想过不点薯条。这看起来很奇怪，因为她承认其实没那么喜欢薯条，却发现自己强烈地被它们吸引着。经过会谈后，她才发现，原来这些薯条让她回忆起喜欢吃薯条却在几年前因车祸过世的女儿。于是，她选择只吃一些，其他的留着不碰，然后慢慢地放下，不必这么频繁点薯条了。

社交压力：有时候我们吃东西是因为大家都这么做。跟朋友逛街时，可能你不饿，但是有人提议想要吃冰激凌。你心想："我不想要显得不合群。"因此，你也点了一份。婆婆把手工布朗尼蛋糕端出来，请你吃几块。你很不情愿地吃了一些，因为你认为拒绝她会伤害彼此的感情。通过正念，你可以在吃了一块后说："你的布朗尼蛋糕总是那么好吃，但是我很饱了。我可以带一块回家吗？"

说服我们自己吃东西：有时候我们会利用自己可能不自觉的想法来合理化进食。比方说："我只吃一口就好。"你曾对自己这样说吗？如果有的话，你真的只打算吃一口而已吗？或是其实你的意思是："我想吃多少就吃多少？"同样的，"只吃一点没关系"的这种想法，只能在一周出现一次时适用，但如果每天反复这样告诉自己，那么这个想法在接下来一周内会为你贡献很多额外的热量。

长期节食者另一个很常见的想法是："我想要做坏事。"这跟我们的成长背景有关。20 世纪 60 年代，心理学家艾瑞克·伯尔尼（ Eric Berne ）写了一本书，名为《人生的游戏》（*Games People Play*）。他精准地描述了三个互相竞争的自我心态：孩童、成人及家长。内在的家长是照护者也是规范制定者。内在的成人充满智慧、情绪稳定且具有弹性，内在的孩童任性、贪玩、冲动。伯尔尼指出，我们拥有这三个内心元素，而它们可以造成内在的挣扎。你的内在孩童可能想要偷吃饼干，心想："我想做坏事"或"你不能指示我"甚至"其他人不会知道"。接着，当你开始吃东西的时候，内在家长利用批判性的想法来谩骂内在孩童："你这人是怎么回事？""你为什么一点自制力都没有？"这样的场景是不是很熟悉呢？

忽略这些想法并不是一个好的解决方式，与它们抗争也不对。然而，我们可以采取另一个角度来察觉它们。当你练习正念饮食，你会发现，"我只吃一口"的这种想法，从开启危险的一道门，转换成开启一道让自己正念经历这一口食物的窗户。神奇的是，我们可以只咬了一口，然后决定，我们只需要或想要这一口。同样的，"我想要做坏事，我想要叛逆"的这种想法，可以成为思考"我的内在孩童及成人同时认同哪些事情？"的讯息。也许贪玩的内在孩童及有弹性的内在成人可以选择接受这块饼干，享受它，然后让内在家长知道一块就够，不需要吃五块。

想要被安抚的饥渴

很多人在压力、悲伤、愤怒、焦虑、无聊、疲倦、忧郁的状态下，把高热量食物当成一种自我安抚的工具。有时候这些情绪表现很明显，有时候我们需要利用正念觉察来辨识它们。

克莱尔最近刚退休，为了打发时间，她白天忙着照顾孙子，后来她的女儿被裁员，便回家带小孩。克莱尔的生活突然变得很空虚，她发现她经常因为无聊而成天吃零食。

经过反思，她发现照顾孙子使她分心暂时不去想生活中一些事情的焦虑及忧郁。克莱尔写下一个清单，上面记录当她出现这些情绪反应的时候，特别是发现自己跑到厨房时可以做的活动。她开始提醒自己："喔，我其实不饿，我可以花时间摄影，完成剪贴簿或上网。"虽然最终还是得面对这些生活情绪问题，但她已经可以避免让自己复胖。

克伦发现自己经常在工作的下午时段吃东西。她告诉我："我真的会饿。"通过正念练习，她发现其实自己把工作的焦虑与饥饿感搞混了，而且把吃东西当作拖延时间的一个方法。吃东西可以暂时让她避开困难的工作事务，同时也避开对这些事务的焦虑感。有此洞察以后，她开始在浮现拖延时间想法的时候，安排简短的自我照顾和休息时间。与其吃东西，不如做一些不一样的选择，例如看书放松心情，或是在办公室走走，让灵感浮现。她也发现，可运用"随着冲动的海浪漂浮"的技巧来面对进食的冲动。这个概念是艾伦·马拉特（Alan Marlatt）为严重酒瘾患者所设计的，是利用正念来对抗饮酒的渴望冲动。当压力感受或是想吃零食的渴望出现，克伦发现自己可以跟这些感觉共处。这些感受像海浪一样起伏，渐渐地消失。如果她选择乘坐这些海浪，她知道，即使不吃东西，不适的感受也会慢慢消失。

虽然我们想经由食物获得安抚，很多人却很快地出现不同的结果：吃完以后，心情不但没有变好，反而更差，那是因为愉悦舒适的经验很快被负面的自我批判所绑架。寻找愉悦的同时，我们也正惩罚自己。前面几口也许会带来我们所寻求的抚慰、愉悦和幸福，但是因为心智批判，这个效果很快地就消失了：你不应该吃这个；你又来了；除了吃东西，你没有其他方法了吗？ 我们没有给自己经验抚慰及愉悦感的机会，反而跟自己抗战：我想吃这个；我不应该吃；但是吃了会很胖！

除了罪恶感，你可能也会气自己。宾夕法尼亚州的研究员克里斯廷·黑伦（Kristin Heron）在邀请女性受试者记录饮食及心情的时候，也有这样的发现。这些女生使用携带装置，一天里会有好几次询问她们的心情及饮食行为。研究团队想知道：受试者在吃下不健康的食物时，例如饼干及薯片，心情会有哪些变化。他们发现，零食是无法抚慰在意饮食的受试者。受试者即使刚开始吃零食时心情没有不好，很快地，心情就会恶化。如果吃下大量零食，结果更是如此。

正念练习首先协助我们了解，什么让我们困扰。它协助我们放下暴力的自我批判。这并不代表我们可以立刻完全去除这些批判性的想法，但是可以减少它对我们的影响，直到智慧心智找到一个更平衡的响应方式。

有些人发现进食冲动和深层的议题相关，例如儿时被虐待的记忆。有些因素会诱发愤怒（例如与朋友或夫妻间的争吵），然后他们开始不受控制地吃东西。我的一位学员通过正念阻止了自己在半夜继续吃："我一如往常想要暴食，然后我停下来发现，其实是因为对先生早些时候所说的话感到愤怒。我也生气曾经对我施暴的父亲及表哥。但是其实我唯一伤害的人是自己。接着我把冰箱门关上，回到房间睡觉。"

有时候，一些事情可以通过正念练习解决。但是，如果你正因过去被埋没的痛苦、深层的愤怒，或是严重暴食产生挣扎而进食，除了此书的指导，最好还是同时寻求合格的治疗师接受治疗。暴食症患者经常为了被抚慰而进食，或是为了躲藏痛苦的挣扎而进食。有些暴食的情形，可能是因为想使用食物避开某些想法或恐惧，因而被诱发。也有可能是从原本的自我抚慰，转变成继续进食，是一种强迫性的冲动。我们可以注意到，其实暴食也许是一个讯息，告诉我们有某个问题被唤醒，而且需要被处理。

选择抚慰的食物

每一次进食都是一种选择。然而，我们经常对于为什么做这个选择并无意识，在有压力时更是如此。

你在愤怒、压力、悲伤的时候所选择的食物，可能与儿时的经历有关。你想吃的渴望要追溯到婴儿时期。每当你哭的时候，母亲会喂你，这是正常的。你最喜欢的抚慰食物，很有可能是过去伤心的时候父母给你的食物，或是家里有庆典的时候拿来庆祝的食物。长大以后，你可能会在朋友、同事、师长准备的庆典中认识新的食物。这就是为什么抚慰性食物因人而异。对某个人来说抚慰食物可能是甜甜圈，而对于另一个人则可能是香草布丁或热乎乎的一碗汤。有一些人的抚慰食物可能是快餐，让你回忆起家庭野餐时的汉堡或炸鸡。

无论当初形成连接的原因为何，随着时间，你的心情与这个食物的关系已密不可分。情绪与食物的联结愈紧密，你的反应就会愈自动化。你不假思索地伸手拿起食物，比如巧克力蛋糕。你试图用低卡米糕来安慰自己，但最后还是把手伸向巧克力蛋糕，然后吃下它。

压力与进食有着复杂的关系。这与得到抚慰、让自己分心或掩饰心情有关。但是我们的研究显示，正念练习可以协助改善这一切。在压力下，我们会倾向选择高热量的抚慰性食物，特别是在感到饥饿的时候。长期压力下，肾上腺会分泌刺激食欲的皮质醇。一天结束时，我们也疲倦了，难以做出明智的决定。再加上强烈的情绪（特别是负面情绪），很多人会选择吃一整天都在避开的食物，甚至平常并不特别喜爱的高热量食物。不饿的时候，我们大部分人都会认为，贩卖机里很少有既营养又美味的食物。然而，当我们在下午感到压力或焦虑地站在贩卖机前时，即使没有特别喜爱的食物，我们仍会投下硬币买一包薯片或饼干（或两者都买）。

对大部分人来说，这种事发生的概率很高。

我们经常因为这些抚慰性食物而感到罪恶，但这罪恶感其实是不必要的。你渴望其他东西的时候不会觉得自己在捣蛋。举例来说，在聚餐时，你听到朋友介绍一个他刚买的最新的电子产品，可能会无罪恶感地考虑也买一个。然而，你会（很有智慧地）思考这个渴望："我真的需要吗？ 我买得起吗？ 价格值得吗？"如果你对以上问题回答"是"，你可能就会买下它，而且感觉良好。

当你能够正视自己对食物的渴望时，你就可以使用"抉择的力量"，做个坚定的决定。这是一个根据内在及外在智慧，对于吃什么、吃多少所做的决定。在智慧的引导下，你不再感到食物拉扯的力量。这个力量反而会来自你对于满足愉悦感、抚慰、健康及饱足的渴望所做的抉择。你会考虑多想要某些食物、是否符合自己健康的要求、价格是否值得。依照这个方式，你可以做出明智的选择，决定吃或不吃、要吃多少、吃哪些食物。你会充分享受每一口，不会因罪恶感或自我怀疑而破坏当下的经验。

Q：为什么大部分抚慰性食物都是高淀粉、高糖、高脂？

这可能是因为我们的原始人祖先经常处于饥饿状态，经过多年的演化，在吃下高热量食物时大脑会奖励我们。食品从业者了解这一点。单纯地看见或闻到高脂、高糖、高淀粉食物，就足以让大脑分泌多巴胺，产生"我想要这个"的想法。当我们吃下渴望的食物，我们的感觉会变好。这是多巴胺给予我们的奖励。这会让我们上瘾吗？我并不这么认为。几乎任何让我们愉悦的事情都会增加多巴胺指数，从食物中获得愉悦感是自然且正常的，失控地寻求及体验这个愉悦感才会形成问题。如果无法聆听自己的身体与心智，我们很容易在这当中迷失。

平衡饮食及失衡饮食

你也许会认为，这个章节的重点是只在生理饥饿的时候进食，永远不要因为渴望愉悦感或在想被抚慰时进食。恰好相反，只因为想吃而吃是完全正常且健康的。另外，偶尔因为情绪反应而进食也是正常的。

事实证明，因情绪反应（无论是正面、负面，严重或轻度）而进食并无异常。在学术生涯初期的研究中，我发现四成的男生对于食物有着较自在的态度，也承认他们偶尔在压力大或难过时会过量进食，但他们总能意识到自己何时吃饱，且很少因为饮食感到罪恶。我把这些人称为"平衡饮食者"。然而，女生的状况则令我们惊讶且担心：只有 15% 的女生被归为平衡饮食者。大部分的女生在经历上述的进食行为后，会感到罪恶，然后下定决心采取更加节制的饮食方式，或反而陷入吃得更多的恶性循环。

为了舒缓心情而吃东西，并不代表你很糟糕。事实是，这代表你是个正常人。不如问问自己，到底自己的饮食是平衡还是失衡。

失衡者总是在过度节制及过度放纵之间来回摆荡。失衡者面对情绪低落、压力、事情不顺的时候，通常只有有限的对应方法。有些人甚至只有一种方法：依靠食物。他们选择食物时，总是吃过量，感到罪恶，然后隔天尝试通过"一些优良行为"来过度补偿。他们可能会跳过早餐，中餐少吃些，但是傍晚时却因为过度饥饿、劳累及对食物渴望（还有更多的压力）而崩溃。他们不断吃东西，然后又感到罪恶。他们继续进食，无法停下来。结果整晚感到过饱、腹胀、罪恶感，隔天又重新开始循环。

平衡饮食者面对压力时，拥有各种不同的应对方法。当然，食物是他们应对压力的一种方式，但不是唯一的方式。他们可能为了抚慰伤痛吃冰激凌，但是不会利用罪恶感来破坏抚慰的效果。他们接着进行一些跟食物无关的应对方法，可能会跟朋友联络、出去散步、上网或做些其他的事情，不会继续吃东西。

平衡饮食者知道食物无法解决问题。他们也会吃饼干，但接着去做些其他事情。

与食物形成健康的关系，并不代表要把某些食物从生活中剔除。同时，这也不代表永远不要在某些状况下吃东西，包含当你需要被抚慰的时候。有各种不同的应对方法是一件好事。其实重点是将失衡的关系转换成一种平衡的关系。希望可以增加应对方式的清单，允许自己偶尔利用食物获得抚慰、放入自己的热量预算，然后充分感受食物带来的真正享受。这并没有你想象中那么困难。此书第二部分的练习会引导你达到这个状态。

Q：我的饮食习惯已经失控了。我难道不会因为允许自己为了被抚慰或得到享受而进食，然后变得更糟吗？

相反，准许自己进食可能会让你找回掌握感。如果不准许自己进食，目前的情况又是如何影响你的饮食呢？批判自己获得了什么？自我批判有办法成功阻止你吃想吃的东西吗？你会发现，自我批判不仅无助于避免过度进食，反倒可能引起过度进食。每当你陷入自我批判时，进食冲动反而成为逃避批评的方法。当你从自我批判转变成自我觉察时，你还是得负起全责。

自我接纳不代表你无须思考下次应该怎么做，只代表你无须以自动化的自我批判来反应，因为这会把智慧封闭起来。正念提供一个无须批判却能够保持觉察及负责的方法。通过正念培养，你可以放下旧习惯，不需重复地加强它。

如何达到生理饥饿与食物渴求的平衡

能够留意诱导因子、察觉与食物相关的决定，是很有价值的。正念觉察教导你提出好的问题：我的身体真的饿了吗？我上一次进食是多久以前？这是我真正喜欢的食物吗？我对这个食物有多强烈的渴望？我吃这一点点会感到满足吗？我吃够了吗？

有时候，单纯停下来检视自己，就足以从"我一定要把它吃下肚子"转换成"我只吃一些，或只是尝尝味道"，而且说到做到。

能够留意到这些感受很重要，这样你才会知道自己为何而吃。经由培养对生理饥饿感程度及其他进食的原因之觉察，你会对于饮食的决定更有信心，更能够平衡自己对食物的生理需求及其他可能让你想进食的原因。

有些肥胖理论表示，某些人无法有效留意自己内在的生理饥饿讯息。我的经验告诉我，这是非常少见的。我协助过多年来挣扎于控制自己体重或是每天暴食的学员。令人惊讶的是，经过一周的饥饿感正念觉察练习，很多人表示，第一次发现自己可以轻易地留意到生理饥饿的程度。数周后，他们变得更有自信，可以分辨焦虑及真正饥饿感的差别。他们可能发现，因为刚吃过午餐，他们其实并不想吃同事带来的饼干。而他们想要吃饼干时，可能是早上十点半，因为早餐在六点半吃过了，此时吃点饼干是合理的，因此他们可以心安理得地享受它。

每个人都如此吗？其实不然。有些人可能很难留意生理饥饿感，却很容易留意自己的生理饱足感。每个人都不一样。当你探索这本书的正念饮食原理，你也可能发现一些练习显得比较简单，一些则比较有挑战。

无论哪些原理比较简单，这些正念工具都会渐渐结合在一起，让你从饮食环境中获得更大的自由。目前，你可能无法容忍家中或办公室里摆放诱人的零食，认为无法避免自己把零食吃光。就算有办法阻止，也无法避免成天想起这些食物。

经过对于这些诱发因子的正念觉察练习，这一切都会改变。刚开始改变可能很细微，你可能可以跟这些食物共处一室，但是要把它们藏在自己看不到的地方。随着练习，也许可以把食物放在眼前，然后下定决心："明天再吃。"

通过更多的正念练习，你可能会完全忽略零食的存在。也许有一天，你会像我说的某个个案一样，打开抽屉看到一包薯片，心想："我到底什么时候把它放在这里？"

你发现，这些所谓的问题食物，已经不再是你的问题了。

立即试试看

很多人都能迅速学会察觉饥饿。你甚至可能发现，现在你就正适应着自己的生理饥饿感。你留意到哪些生理饥饿的感受？ 在身体的哪个部位？ 如果用一到十的分数来评分，一分等于"完全不饿"，十分等于"极度饥饿"，现在你的饥饿感如何？ 这种生理饥饿感觉跟其他感受（例如焦虑、无聊、孤单等）有哪些不同之处？ 和渴望吃某种食物的感觉比较呢？ 如果利用同样的方式将渴望的感觉评分，"稍微渴望"会被赋予较低的分数，"无法克制自己不去想它"则会得到较高的分数。那么，这跟真正的生理饥饿感又有什么不同呢？ 现在你就可以开始尝试感知你的身体，去分辨两种不同的感觉。

第四章　你为什么不满足：什么让你继续吃第二口

在前一个章节，你已发现我们常常不自觉地开始进食。我们经常无意识地继续进食，甚至超过了自己的饱足感及舒适感。

什么时候才是真正"够了"

在跟朋友聚餐、看书、在计算机前工作、看电影、发呆的时候，我们很容易一口接着一口，机械地吃完所有食物。即使刚吃完美味的一餐，还是无法感到满足。食物跑到哪儿了？这一切是什么时候发生的？

除了这种轻微不满足的感觉，我们可能还会有身体的不适。我们可能要将腰带松开，为腹部增加一点空间，或者我们会感到腹胀、疲倦、迟钝、想睡。

每个人都有类似的经验。如果没有正念，我们就会认为自己不可能预防它，总是在面对某些食物或情境时缺乏意志力及自制力。然而，其实是有获得自由的方法的。我们过量进食时发生了一件事——我们与身体所发出的该停止进食的信号失去了联系——味蕾对味觉失去了敏感度，忽略了肚子撑大的感觉，也无法专注身体整体舒适感觉的变化。我们因外在诱因继续进食，也许是在看到餐盘里的食物时，或是当服务员端出薯条、面包时，甚至是把甜点端到我们面前时。

满足的元素

当我问大家如何知道什么时候该停止进食时，最常见的答案是"吃完这餐后，再过 20 分钟。"但 20 分钟已经足以让我们吃下很多的食物！

我们的身体通常会在进食后的 20 分钟内告诉我们，什么时候该停止进食。问题是，我们心不在焉地进食时，可能会错过这些讯息。这些讯息一直存在，只是我们没有留意到它们而已。就如我们在看书或看电视时可能听不到伴侣跟我们所说的话，直到对方提高音量我们才会注意到。这跟身体发出的"已吃饱"信号一样，我们可能不会发现它的存在。只有当我们过饱而感到不适时，才会突然意识到："我为什么吃那么多？"

只需聆听身体发出的讯息，就能够提早感到饱足。进食的同时，身体进行了三个不同的生理过程来让我们感到"饱足"。这三个元素包含：味蕾立即的反应及味觉满足感；因吃下食物导致胃部渐渐撑大的腹部饱足感；身体饱足感。这与食物消化吸收时血糖及其他营养素的增加有关。

让我们仔细分析这三个过程，首先从味觉满足感开始。

味觉满足感

有些食物味道比较好，这是众所周知的，而且我们也知道自己的食物偏好往往与他人不同。我用"味觉满足感"来描述食物的美味程度以及它当下的味道。

在我们饥饿的时候，食物会显得特别好吃。这是因为当我们需要热量时，味蕾会变得比较敏锐。随着我们持续进食，味蕾会逐渐疲乏，而不太饿的时候疲乏得较快，饿的时候则相对较慢。因此，食物在刚开始吃时总是比较好吃。

我们的味蕾可以探测到五种讯息—— 甜、酸、苦、咸、鲜。用餐时，我们会被不同的味道刺激引发不同的味觉反应，使我们沉浸在味觉满足感中。然而，无论食物刚开始吃时有多美味，我们的味蕾只能在短时间内完全辨识出各种味道。一旦味蕾疲乏了，同样的食物吃再多也不会重新刺激它们。虽然味觉的敏锐度可以通过尝试不同的食物重新激发，但是对同类食物的味觉体验会逐渐减弱。你可能会再尝试最初的食物，希望重新找回更多味道。虽然你的味觉敏感度在逐渐恢复，但是因为你已经没那么饿了，所以对食物的味觉体验可能会减弱。

当味蕾对某种食物的味道不再敏感，我们称之为味觉满足感（实际上指的是特定感受饱足感）。我们可以把对食物的味觉感受想象成十分（非常美味）到一分（感到厌腻）的量表（参见图4-1）。当我们开始品尝食物时，尤其是口味复杂的食物，我们的味觉评分可能会上升。但仔细观察后你也许会很惊讶地发现，很快就会出现味觉饱足的现象。随着味觉饱足感的出现，我们对当前食物的味觉满足感会下降。此时，你会先吃其他的食物，让味蕾有时间恢复。虽然之后对当前食物的味觉满足感略有回升，但是不会再像饥饿时那么高。随着时间的推移，味觉满足感会再次下降。通常情况下，摄入一定量的食物就足以导致味觉满足感明显下降（这种感觉因人而异，也因为不同的食物、不同的饥饿程度而异。你可以通过实验验证这一点）。

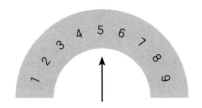

图 4-1：味觉满足感量表

味觉满足感是三种内在饱足或满足感讯息中变化最快速的。因此，若刻意留意每个当下，味觉满足感的变化会很明显，但是很多人却完全不自觉。很多人不多加留意甚至想要追逐味道，为了找回前面几口的愉悦感而持续进食，但这是不可能的。我们持续进食时心想："我要更多……我要更多…… 我要更多……"事实上我们得到的满足或真正的愉悦越来越少，这个经验可能引起类似成瘾的感觉，或是让我们在某些食物前感到无法自我掌握。

你可能无意识地想要追逐甜点或薯片当初的味道，然而透过正念觉察，你会发现，咸味、高脂、甜味的食物能够很快地满足味蕾，同样也会很快地使其疲乏，最后只剩甜腻、过咸或油腻感。

举例来说，我的来访个案会告诉我，他们无法从薯片中尝到真正的味道，只能尝到食盐的味道。虽然咸甜高脂的食物刚开始味道很棒（味觉满足感的分数甚至能达到十分），但是很快就会失去吸引力。在吃了几口之后，你会发现这些被大部分人归类为"引人犯罪"的食物，其实只能提供非常有限的愉悦感。食物愈经加工、愈精致，被留意到的味道就愈少。

你也许会追逐伴随味道的回忆：为了重新回味多年前吃类似食物所产生的记忆。我们的记忆确实很强大，而且它们真的会影响你。量产加工的巧克力碎片饼干，会因为引发了你儿时吃手工饼干的回忆，变得更好吃。因此，留意味觉经验，可以协助你决定此时是否把这块饼干吃下。偶尔可以让自己充分享受糕饼店的巧克力碎片饼干，还可以吃一半留一半，日后重新享受它。

或许你发现味觉量表分数并不高：你的味蕾正告诉你，食物没那么好吃。它也可以告诉你什么时候可以停止吃美味的食物。当这个美食的味觉分数已经降太多、不值得再吃下去，也许可以把剩下的留到以后再吃。这两种状况可能在吃下几口后就发生。因此，与其为了满足自己而"加大分量"，不如考虑"缩小分量"，以便于从中获得最大的愉悦感、最少的热量。

这种觉知让你培养内在美食家：选择自己所喜爱的口味及食物。培养内在美食家意味着，你会考虑自己对这碗冰激凌，是很强烈地享受、还是一点点或是完全没有。也许是你最喜爱的口味（我最喜爱的是班杰利的樱桃口味），你知道你会非常享受它，品尝每一口所带来的体验。你可以无所畏惧地这么做，直到味蕾喊"够了"的时候就会停止，一桶冰激凌可以吃一周或更久。

如果这不是你最喜欢的冰激凌，也许它放在冰箱一段时间了，你可能只需吃一口尝一下，这一口确认了你的怀疑——它已经不新鲜了。因此，你把整桶冰激凌扔掉，把热量预算花在更有价值的食物上。

立即试试看

你可以在下一次进食时，选择留意某一样食物。简单的食物比起复杂口味的食物来得容易。

我会在此书的第二部分分享几个培养内在美食家的练习，这些练习是不错的起步。在咬下第一口时，留意味道如何出现。这味道可能是细微却令人满足的，或是很强烈但不太美味的，也可能是两者的混合。可能第一口你会给它打八分的高分。那么，再吃一小口，味道会有什么变化呢？满足感是增加了，还是下降了？什么时候开始发现味道下降？第三口如何？第四口呢？这时也许分数会降到五分，然后再到三分。当然，你可以选择继续吃，看看味道如何变化。你可以把当下的经验和过去吃这种食物或是很久以前的回忆所产生的经验做个比较，体会一下两者之间的不同。

腹部饱足感

留意味觉满足感，可以协助你在用餐时察觉什么时候吃的食物的美味程度开始下降。留意腹部饱足感，可以协助你决定什么时候可以停止进食。腹部饱足感取决于你所吃的食物的重量及体积。随着摄入的食物增加，你会渐渐感受到腹部的饱足感，这是因为肚子被撑大，刺激周遭神经所致。它不是饥饿感的反向表现，因为它有着完全不同的生理过程。

不同的食物带来的满足感也不同。有些食物饮料在几分钟内就能让你感到饱足，却维持不了多久。较重、高纤维、湿润的食物（例如豆类、水果、沙拉）很快会让你饱足，且维持较久，这之中有很多的不同。

我们可以给腹部饱足感打分。一分是"空空的感觉"，十分是"前所未有的饱足"（多指节庆聚餐或暴食后的状态）。很多学员惊讶地发现自己在正念进食时，很轻易地就可以留意到这些感受。然而体重较重或是暴食症者，下一堂课可能表示自己还是吃到十三或十五分才停止！有些人会发现饱足感与饥饿感是很不同的；你可能已经有些饱足感，但仍然有再吃点儿东西的欲望。无论如何，大家都会开始探索"足够"的感觉。

如同味觉的经验一样，我们对于合适饱足感的了解也受到我们的记忆及过去的经验的影响。大部分人都缺乏这方面的认知。学习正念之前，很多学员以为只有一种饱足感：撑饱，这是因为他们从小就被教育吃得愈多愈好。也许他们来自偶尔食物不足的家庭（食物不安全感），或是他们被教育无论是在餐桌上或快餐餐厅吃大分量都是件好事。

正念帮助读者了解到自己可以享受不同程度的饱足感，帮读者找到舒适的饱足感，帮读者学会依照用餐后的计划调整饱足感的目标。举例来说，也许他们打算一小时后运动，但是现在感到饥饿，此时他们可以选择只吃一个能量棒，而不是完整的一餐。这样可以减少饥饿感却不会感到过饱。你可以把特别节日设为自己的过饱日。平衡饮食者也会这么做，而且不会有罪恶感。

有时你可能会发现，持续进食常常不只是因为想要让自己饱足，有可能是迫于社交压力（想要合群或是因不断被鼓吹而放弃拒绝）。你也可能开始察觉，自己利用食物及进食来解决无聊或其他情绪，或是为了表现内心的叛逆。

留意这些惯性想法及行为，可以协助察觉自己如何决定饮食，认清吃多少食物才是合适的。这没有标准答案。如果你在一两个小时后就要用餐，可以选择吃一份轻食点心。如果你知道晚餐时要加班，中餐吃多一些可能也是合理的。

察觉腹部饱足感后，你可以通过吃几口食物来留意饱足感的变化。在合适的时候停止用餐，不必等到撑饱不舒服。渐渐地，你也会了解各种食物对于饱足感产生的影响。这些信息能帮你在吃什么、什么时候吃、什么时候停止这些问题上，做出明智的决定。

立即试试看

为了解自己如何快速地察觉到腹部饱足感，你可以趁进食时留意感觉的变化。什么时候开始察觉饱足感增加？什么时候转变成不舒服的感觉？探索这些经验，知道自己在每一餐、每一次进食都可以自由选择饱足的程度。

节制性减重饮食，让你丧失对"足够"的把控

感受不到"足够"并不是问题。这不是人格缺陷，也不是弱点。只是没有人教你如何聆听身体的讯息，反而被教育要忽略这些让你停止进食的讯息。研究显示，小孩更容易产生饱足感，更容易将食物留在餐盘里。也许你曾给孩子一大份冰激凌，隔了一阵子，你可能会发现，即使还剩下一些冰激凌，他们也会跟你说"我饱了"，然后转身离开。

长大后，我们越来越难感到饱足感。一部分原因是成人被鼓励把餐盘里的食物吃光，不浪费食物。另一部分原因可能来自进食时候的分心。也许你在家吃晚餐时，电视机总在你旁边。或者你经常边走边吃，从一份工作赶着去做下一份工作。一旦分心，就很难留意身体发出的停止进食的讯息。

还有一个让我们很难在吃到合适的分量就停止进食的原因是节制性减重饮食。

大部分的饮食计划设定了人工限制。这让你失去自我调控该吃多少的能力。饮食计划规定了你的食量，使你转变为依靠意志力和自制力控制饮食的心态。这对一些人来说颇有吸引力，因为这可以减少每日做决定的次数。与其自己决定要吃多少、何时吃，不如让饮食计划为你做决定，然后照办。

问题是，这些饮食计划没有考虑到你需要多少食物才会感到饱足及满足。若饮食计划允许，你会让自己狂吃"安全的食物"。这些"安全的食物"（例如黄瓜、西芹）热量极低，含水量高，体积较大。这些食物虽热量很低却可以占据肚子很大的空间，让你感到饱足。

不管吃了过量的高热量食物（例如薯条）还是过量的"安全食物"（例如红萝卜），你都吃下很多的分量填满肚子。而且你很有可能是盲目地吃下它们的。当你为了填满肚子而进食时，你会跟身体重要的讯息失去联结，然后认为撑饱是一个很好的境界。

减重饮食法可能会让你与味觉及满足感有所切割。你不会选择让你培养内在美食家的食物，也不会因为早餐的一小份甜食感到满足，不会享受晚餐牛排或鱼排上一丁点的蘸酱，也不会利用一小口最喜爱的冰激凌当作点心。再者，过量地吃"安全食物"会让你忽视对食物味道的享受，让你变得重视食物的数量而非质量。

与其利用减重饮食法尽快减5~10kg，却让自己和味觉及饱足感失去联结，不如培养察觉"足够"的感觉以及辨识让你吃过量的诱因。长远来说，这会带来更多好处。

身体饱足感

身体还有一个很重要的讯息。当身体消化了食物，营养进入血液，血糖会上升，引起各种不同的反应。刚开始时，这会提升你的体力及整体健康感觉。但是，若过量进食，这些感觉反而会下降。

身体在吃下第一口食物后几分钟就会开始产生饱足感。"需20分钟"的说法，其实指的是从吃下第一口食物开始，大约20分钟后身体满足感会达到顶峰，而这会根据食物的类型和分量有所不同。汽水或果汁中的糖分很快地被吸收，可能更早达到顶端，但是只维持很短的时间。一个同样热量、含复杂的碳水化合物的能量棒也可能很快被吸收但会支撑较久。复杂的碳水化合物与蛋白质的组合，含更多热量、体积更大，因此耐饿时间更长。两个热量相同但食物成分不同的午餐，可能因为不同的成分，耐饱程度也会不一样。

因此，我们无法用一到十分的量来测量身体饱足感，也不适合用身体饱足感来当作何时停止用餐的讯息。然而，留意这个感觉，可以协助你选择吃什么、什么时候停止所做的决定。它可以让你避免过量进食，还会知道可能小分量的食物也足以提供给身体足够的食物能量。

过量进食的矛盾

你或许在用餐时曾被禁止做某些事情，这些事情会造成你过量进食，比如吃太快，在餐桌上坐太久，跟其他人共餐，等等。有趣的是，跟外在因素比较，是否过量进食，其实跟你如何吃有着更大的关系（盲目或是正念进食）。

举例来说，很多人认为坐在食物面前愈久，你就吃得愈多。特别是坐在正在进食的人面前。因此，很多人在派对时容易过量进食。但是花较多时间在餐桌上，不代表一定会吃得更多。宾夕法尼亚州（University of Pennsylvania）的心理学家保罗·罗津（Paul Rozin）研究了法国人与美国人进食的差别。他发现法国人虽比美国人用餐时间长，却吃得较少。这是为什么呢？答案是，法国人比较会用餐。蜜芮儿·朱瑞安诺（Mireille Guiliano）在《法国女人不会胖》（French Women Don't Get Fat）一书中解释，法国女人会选择自己喜爱的高脂食物，她们会品尝每一口的美味。我们可以向她们学习，因为她们是培养内在美食家的大师。

另一方面，很多人认为拥有愈多选择，或是食物愈复杂时，我们可能会吃得愈多（特别是在盲目进食时）。举例来说，当芭芭拉·罗尔斯（Barbara Rolls）及研究团队，提供受试者四种不同内馅的三明治时，比起食用只有一种内馅三明治的受试者，前者多吃下 30% 的食物。这代表你需要只吃简单的食物且限制选择吗？ 不是，完全不是。这只凸显察觉自己饥饿、味觉、饱足感的重要性。当我教导学员这么做，他们就可以成功驾驭多样化选择的环境，同时发现自己反而吃得更少。

面对以下的外在诱发因子时，正念练习会让我们对自己说"够了！"而非"再多吃一些"：

·分量加大：盲目进食时，即使不是我们喜欢的食物，分量愈大，我们就吃得愈多。正念进食时，分量就没有那么大的影响力了。

·金钱压力：很多人的进食态度宛如参加超市促销。研究表明，在不限量的食品店，先结账的客人比后结账者多吃了四份半食物。然而，这种状况只会在我们忽略自己的行为时才会出现。

·社交压力：很多人就算不是很喜欢也会吃了餐盘里的面包，只因为桌上的其他人都在吃。

这只是清单的一部分。其他因素也会影响你较难留意及限制自己摄取适量的食物。比如，跟家人朋友在特定情况下用餐时。当你留意到促使你继续进食的生理、心理、社交和环境因子时，你会获得重要的洞察及智慧。当你能察觉到这类讯息，你就可以获得真正的自由。

Q：我听说应该在每一口食物之间放下叉子，然后计算咀嚼的次数，甚至每一口咀嚼一百下。你会建议这样做吗？

放慢进食速度是一个不错的目标，却很难执行。许多肥胖患者曾尝试在每一口食物之间放下叉子，慢慢咀嚼，放慢速度，但是这一切都过于机械化。这也让他们分心，无法享受食物的美味。当你学会使用正念练习时，你可以更早就停止进食，而且感到更满足。

其他会让我们陷入困境的想法

前面章节让我们了解了咬下第一口食物时我们会产生的各种想法。很多其他的想法也会让我们产生失控饮食的行为，这会弄巧成拙。这些想法可以被称为"扭曲的思维"。让我们探索几个与饮食相关且常见的想法：

我要撑死了！什么是"我要撑死了"效应？这是负面的、充满掌控欲的内在家长（"你不该吃"）与任性的内在孩童（"但是我想要"）形成对立。你最终会出现"我要撑死了"，接着再出现"我再继续下去好了""我又重犯了"或其他类似的想法。我所谓的"我要撑死了"效应，其实早在 20 世纪 70 年代被华盛顿大学（University of Washington）成瘾行为研究中心的主任艾伦·马拉特（Alan Marlatt）发现，专有名词是"违反禁戒效应"（abstinence violation effect）。他发现把单次错误（例如一根烟、一罐啤酒）视为自己缺乏意志力的表现之成瘾者，比起把它单纯视为单次的错误者，更容易发生成瘾复发的情况。

食物也是一样。科学家研究饮食摄取已有一段时间，发现长期节制性减重者特别容易受"我要撑死了"效应的影响。一个研究让受试者喝一杯或两杯大杯的奶昔，然后请他们品尝不同口味的冰激凌。非节制性减重者喝的奶昔越多，他们吃的冰激凌越少。好消息是，节制性减重者在喝了大杯850g奶昔后吃得较少，但是喝了450g奶昔后却吃了更多冰激凌。根据这份研究，节制性减重者虽然能控制自己不吃太多，却更容易在中等饱足感时犯规。

如果告诉自己你已经撑死了，你很有可能下次依然再犯。但如果你能保持平和的状态，告诉自己："好吧，这次可能吃太多了，我下次要多留意。"你就有可能打破这种无法自控的连锁反应。每一个当下都是很好的机会，正念觉察自己放慢、停下、转换方向的能力。

我要吃够本！ 这个想法常在自助餐厅里出现。当我们处在提供无限量饮料、薯条及各种餐点的餐厅，即使已经撑饱不适，你还是想说："我还要再去拿点儿，让自己吃够本。"这是不合逻辑的，你付了同样的钱，却增加了体重。

正念练习不是要你将这些想法从脑海中消除（刚开始也许根本做不到），也不是要你永远不要跟随你的想法。正念练习是让你留意这些想法，且有意识地（而非自动化下）去响应它们（而不是反应）。想法只是想法，不是内在的命令。当你的眼前出现了一辆甜点餐车，你不妨问自己：有你很想吃的甜点吗？你现在多饱？ 如果继续吃，对这一天的热量平衡有什么影响？如果你前一餐吃得较少，其中一个甜点是你的最爱——你不妨让自己享受它！ 但是如果情况并非如此，你要学会放下。

考虑了这些问题，你可以做一个明确、无所自责的决定，决定继续进食与否。进食会变成一个有意识的选择，你可以在减重的同时享受这些经验。

找寻内在的美食家

饮食练习可以帮你决定什么时候停止进食（无论是一份点心、一餐或是某个特定食物），而不是依赖意志力来鞭策自己。

你会按照自己的需求及喜好做选择。与其强迫自己吃不喜欢的低脂低卡食物，不如做一个自在的选择：享受一小份自己喜欢的食物，培养你的内在美食家，比如食用少量油炸薯片而不是烤薯片（如果这是你喜欢的），或者是手工布朗尼蛋糕而不是卖场买的低糖布朗尼蛋糕。你可能会变成较瘦的挑食者，但是这是出自乐趣，而不是因为恐惧及焦虑。

另一方面，你也许会发现，过去你觉得诱人或危险的食物已经失去了吸引力。举例来说，我的一位学员认为她爱上某个牌子的奶油酥饼——萝娜敦斯（Lorna Doones）。多年来，她把饼干带到聚餐、办公室派对中，甚至用它们来做派饼皮。她告诉我们，同事都称她为萝娜敦斯女士。

然而，当她在其中一堂课连吃了两块饼干后，她感到惊讶，还有点失望，她感叹道："我不喜欢这个饼干！它太咸、太干，吃了一块后，我就无法尝到味道了。"

你可能也有过这样的经验，发现自己很喜欢的某种饼干在吃了三或四块后就满足了。

第五章　培养外在智慧：让你吃得自在

我在过去几个章节中分享了内在智慧（利用饥饿感、满足感、情绪、想法的觉知）可以协助你决定什么时候吃、吃多少。内在智慧的养成可以让你自然地吃得更少，然后达到减重的目标。

刚开始开展饮食觉知训练时，我发现光靠内在智慧可能不够。起初，我们进行这个计划时，曾讨论是否该加入饮食知识、减少热量、增加体能活动来控制体重，但并没有加以系统讨论，因此跟传统减重方法并没有差别。我们的研究显示，三分之一的受试者凭借内在智慧就可以成功减重，三分之一的人体重没有改变，其他的人反而增重。

虽然成功与否最好的预测方式是正面练习的频率（受试者正念静坐及迷你静坐练习的次数），但我们仍发现存在其他的模式。很多人留意到一小份自己喜爱的高热量食物所带来的愉悦感（例如冰激凌），却忽略饱足感的讯息，以致吃了大量他们认为健康的食物（例如麦片及坚果），因此总热量还是很高。其他的学员告诉我，他们偶尔可以吃少量的诱人食物，但是其他时候可能因社交压力或其他压力而过量进食。有些学员不再失控地进食，但是变成少量多餐，一整天都在吃东西，最终仍摄取过量的热量。他们认为，只要不是暴饮暴食，就可以因为其他理由吃东西。然而，他们并未意识到减重的唯一的方式是建立一种能持续减少食量的饮食方法。

想到这儿，我决定教导学员把热量当成"食物能量的知识"。同时，我也发现，可以用同样的方式教导学员体会其他外在元素，包含营养及运动。当我把这些重要的元素融入饮食觉知训练时，学员减重的成功率大幅度提升。在我们最近的研究中，没有人增重。

接纳热量这个名词

热量，让很多人感到焦虑。然而，和其他恐惧一样，你越了解它，你就越自在。身为心理师，我曾协助很多人面对生活中的焦虑。从对蛇的恐惧、对搭飞机的恐惧，甚至到对空旷空间的恐惧，面对这些恐惧的方法不是避开它，而是学习如何用比较轻松、开放的方式去体验它，最终客观地看待它们。大部分的蛇无毒，大部分人可以很安全地搭飞机，空旷空间并不危险。学习将热量视为知识，比执着地计算它更有力。

通过正念的方式接纳食物的知识，你可以为饮食做出明智的决定。想想看，如果买东西不看价钱会怎么样。即使你只买自己真正需要的东西（比如，只买一双鞋子而不是三双），你仍然可能花了比自己赚的还要多的钱，特别是当一双鞋子要一千元而你只有五百元时。

同样的，单看鞋子很难知道鞋子价格，你可能认为它们在预算内。但是看了价格，你可能会很惊讶。就如金钱预算一样，每个人都有食物能量的预算。但是这个预算的制定方式很复杂，也受很多因素影响，如代谢率、活动量、体重等，科学家对此持不同意见。

我经常被问："成人一天需多少热量？"这很难预估，因为它的波动幅度大，而且每个人的情况都不一样。我们每天所需的热量，可能是每千克体重需 25～30kcal。这是一个很大的范围。比如一个体重 70kg 的人，每日需要 1750 到 2100kcal，中间值是 1925kcal。其他公式预估值可能是每日 2000 到 2400kcal。在下线值的人可能基础代谢较慢（比较有效地燃烧食物能量）及较少体能活动（运动不但能燃烧更多热量，也会在接下来几小时内增加基础代谢）。另一端的人可能有着比较多的体能活动和较高的基础代谢率。这区间还不包含活动量特别少的久坐族或是运动量高的运动员。因此，如果体重提升到 100kg，维持体重的每日热量就会在 2500~3000kcal，中间值大概是 2750kcal。

另一个思考食物能量预算的方式是，如果一天需要摄入 1800~2000kcal 的能量，那么醒着时，每小时需要大约 100kcal 的能量，而剩下的能量留在睡觉时供身体使用。这当然也取决于你的体重、活动量及代谢率。但我们的学员发现，这种算法能够协助他们估算在下一餐前应该吃多少，从而避免过度饥饿或过量进食。

很多减重计划会设定一个每日热量摄入限制，大多为 1200kcal 左右。但是如果你的热量需求比这个高很多，在此计划下你会感到过度饥饿。是的，你的确可能很快地瘦下来。但是代价是你会感到明显的饥饿、头晕，还有对食物的渴望。除此之外，虽然你知道如何按照这个计划进食，但你不会知道在新的目标（例如 1800kcal、2000kcal 或是 2200kcal）下如何选择食物。

就算你知道目标数字是多少（按照你的基础代谢率及活动量），每天吃下完全一样多的卡路里是不实际的。把死板的规则套在自己身上，例如每餐只吃 400kcal，终究会让自己产生抵触情绪。这样的做法也不会教你如何同时拥有弹性及平衡的饮食。

实际上，你可以在某些天摄入 2000kcal，另外几天摄入 1400kcal，这样也能达到减重的效果。即使每天摄入的热量不完全相同，只要几天内摄入的平均热量低于身体所需就能减重。长远来看，平均热量需要符合身体长期体重的目标。

你可能会好奇，如何找到合适的分量让你达到减重的目标? 这其实比你想象的还要简单。你只要这么做：比你现在吃的量再少一些。在我的工作坊及研究里，我从来不告诉学员摄取某个特定的热量数字，但是我会鼓励他们从目前饮食里寻找机会减少 500kcal，这称之为 500kcal 挑战。经过一周，这些每天减少 500kcal 的机会加总成每周少摄取 3500kcal。根据你的活动量、基础代谢率及基因，你一个月会减少 1~2kg。体重刚开始会减得比较快，身体适应以后会减得比较慢。但这是一个很好的开始，特别是，如果你的体重较重，需要再减 20kg 或更多时。如果不需要减那么多，可以考虑降低这个数字。当你遇到瓶颈的时候，你可以考虑减少更多。

你也许会选择早餐只吃一颗蛋，而不是两颗；三明治少用些美乃滋，晚餐吃小块的牛排，马铃薯上少放一点牛油，只吃半个甜点。这些食物的热量加起来至少是 500kcal（或更多）的热量摄入。这不是死板僵硬的饮食方法，这些小改变是可以持续的。

若不能持续的话，改变又有何意义呢？

　　举例来说，有一位医师很惊讶地发现自己在过去三年中增重了15kg。她后来看了营养标示才知道，她平常认为很健康的早餐燕麦片含有600kcal的热量。她的点心是两到三个能量棒，共400kcal。再加上午餐、晚餐，还有消夜，每天平均摄取2500kcal。在她接受医学临床训练、工作忙碌时，这些能量棒很重要，因为她经常没时间吃正餐。但是目前这已经不再是饮食计划重要的一环了。她发现自己每天多吃了500～600kcal。因此，她尝试将早餐量减少三分之二，而且不再把能量棒放在口袋里，因为她知道自己不时会拿出来吃。然后，她的体重就渐渐地减轻了。

　　当你留意到不同食物的能量价值以及身体需要的食物能量时，你就可以结合内在及外在智慧，明智地选择吃什么、吃多少，以及如何减量。你也可以找到能坚持下去的方法。有一个学员把它说得更正向："我把它当作我可以花的卡路里，其实一天有2200大卡，听起来还不少。我不是减重，我在享受！"

　　我们现在可以更轻易地了解大部分的食物热量。无论是食物营养标示、网络资源，还是大部分连锁餐厅，都需要标示营养价值。因此，在购买食物前，你只需要放松地深呼吸，就像看物品的价格一样，停下来看看食物的营养价值。像管理金钱预算那样管理热量预算，这样你就不会因此感到焦虑。

不必把食物当成毒药

当然，健康饮食不单只看热量。有些食物（蔬菜、水果、豆荚类、全谷类、瘦肉等）一般都比另一些食物（汽水、精致加工零食及薯片、高糖高脂甜点、加工肉品）更具饱腹感且更有营养。过去几年，我看到了媒体报道说明精制糖、盐、某些脂肪所带来的健康危害。不会有营养专家跟你说汽水及零食是健康的，我也不会这么做。然而，这不代表你不能够偶尔且少量地吃这些食物。它们不是毒药，你只需找到合适的平衡点。

平衡点因人而异。根据你的年龄及健康状态，你可能需要比其他人吃较多或较少的糖、盐及油脂。如果你有糖尿病或属于糖尿病高风险人群，你也许可以比没有这个状况的人选择吃更少的甜点。如果你有高血压，你可以少吃盐。这在有心脏病或其他疾病的情况下也一样。

与其简单地将食物分为好与坏，不如考虑以下这个更为全面进食策略：多吃一些对健康有好处的食物，少吃没有好处的食物，然后寻找一个平衡点。当你更懂得营养知识，你也许就会发现，若减少高钠的加工食品及罐头食品，你就可以用适量盐来调味蔬菜。再者，当你培养了健康的饮食习惯后，你可能更喜欢选择健康的食物，因为它们让你身体感觉更好、更有饱足感，而且非加工的食物味道也会更好。

渐渐地，你也许会选择调整你的饮食习惯。也许你会尝试吃素，避免加工食品，大幅减少奶制品或是减少精致淀粉的摄入。

然而，你并非认为"食物是毒药"才做这些改变。

除非你与家人对特定食物过敏（例如花生或麸质过敏），否则应避免受到对食物恐惧的流行风潮的影响。这个被称之为"健康饮食症"的疾病，慢慢成了一个常见的饮食障碍。有些人因此而执着地避开越来越多种食物。保持正念及弹性，也许看起来比明确快速的规范更具挑战，但长期来说，正念可以帮助你更容易地应对生活中的各种复杂事件。

学习爱上运动

虽然此书的第二部分不会提供与设立运动计划相关的详细建议，但我仍鼓励你将正念带入健康运动中。体能活动不只可以协助你改善体态或燃烧热量，它也可以降低一些疾病的风险，包括心脏血管疾病、糖尿病及某些癌症。它协助强化肌肉骨头，维持关节柔软度，改善平衡感，提升正向情绪，增进认知功能及生活质量。它也会改善情绪，降低压力，协助调适情绪性进食，渐渐地建立肌肉强度及耐力，同时，它也是一个让你欣赏自己身体而不是批判身体的好方法。

举例来说，你也许会发现，想要改善身心你只需要少量的体能活动。对大部分久坐不动的人来说，每周只需增加 75 分钟快走，每天只需花十几分钟，就有望增加两年的寿命。如果你花两倍的时间（每周 150~299 分钟，每日 20~40 分钟），就有望增加三年的寿命。如果你能坚持每日活动 60 分钟，你就有望为自己增加超过四年的寿命。不管体重多少都可适用，而且你的生活质量也会随之改善。

体能活动包括大部分人不认为是运动的日常活动。以饭店清洁人员为例，他们大部分的时间都在搬运重物、推车、洗刷、整理床铺及走动。哈佛的心理学家艾伦·兰格（Ellen Langer）访问这些饭店清洁人员，在他们当中，百分之六十七的人说自己并没有运动习惯，但他们的每日活动量却已超越美国卫生署长的建议。就像这些清洁人员一样，当我们走到停车位、爬楼梯或在走廊上奔跑至下一个开会地点时，我们不认为"我在运动"，但是其实我们已经在运动了。

通过正念，你可能发现自己喜爱跳舞、瑜伽或其他许多运动，却不喜欢某些运动。你也许会发现使用计步器可协助你提高运动动机，增加每天的活动量。你可以选择走到同事座位进行讨论而不是传简讯，走楼梯而不搭电梯。很多学员很兴奋地经由增加步数来达到我们的建议：每周增加10%至20%，而不是设定让我们感到遥不可及的每日一万步。活着就要动，多动身体会更舒适。

如果你没有运动的习惯，有两件注意事项：慢慢增加运动量以及避免补偿效应！研究发现，即使走了同样的步道、花同样的时间，那些把散步当成运动的人往往比随性散步的人吃更多的午餐甜点。平时你可以多留意，很多网站会提供运动及热量平衡的信息。

通过培养正念所获得的智慧，会让你更容易为自己设计合适的运动计划，你也可以在需要时做调整。用这种方式，你可以选择进行能坚持下来的运动，这样就会更容易成功。

摆脱对体重计的依赖

外在智能最后一个元素，就是让你用一个健康的关系来追踪减重进展。很多人与体重计形成了不健康的关系，把体重当作成功与否、自我价值的评量标准。如果站上体重计看到预期的数值（也许减了 1kg），就会很开心。如果没有看到预期的数值（体重持平或增加），就会感到失望。这可能会影响他们一整天的心情，会让他们有失落感甚至让他们完全放弃。

不管在体重计上看到什么数值，它并不应该成为自我价值的衡量标准，也不是失败的象征。无论你对于饮食运动多么花心思，你的代谢速率毕竟会随着减重下降。也许你每天成功为健康做了正向选择，却在一些日子里依然看不到体重下降。

当你单纯把数值看作信息，你可以运用所学来进食及庆祝你的进步。我会鼓励你选择以下方式中的一种（或是一组方式）来长期协助你减重。运用正念并考虑以下这些方法：

方法一：尝试一周称一次体重。一周称一次体重能呈现真正的体重变化，避免了由于水分滞留或其他因素导致的 0.5~1.5kg 的正常体重波动。当你每周踏上体重计一或两次，你可能会看到变化。偶尔处在停滞期也是不错的，这时可以适应新的体重，对所做的改变产生信心。如果你的体重有所增加，与其跟自己说："真糟糕！"不如思考为什么会如此，然后问："我可以怎么做？"

方法二：尝试一周称一次体重，但是只维持一两周。尝试保持客观而不苛刻地对待自己。我们的目标是了解平日的正常起伏，然后把它们作为参考。这也会协助你察觉你的想法模式。

"喔，今天是不错的一天，因为我减了 1kg。""太糟糕了！ 我昨天这么努力还增加了 0.5kg。"（这都是熟悉的自我对话！）一旦察觉到这些想法模式，你就已经开始踏出放下它们的旅程，无须因为一些细微的、正常的每日起伏而惩罚自己。

方法三：完全不量体重（至少不需要规律量测）。运用一条超紧的裤子（裤头没有伸缩性），当成减重的测量工具。也许这是一条过去可以穿但是现在太紧的裤子，或是一条你从二手衣物店买来测量自己腰围的裤子。大约每个月试穿一次，看看是否感觉比较宽敞。

无论使用哪种方式，你都知道体重计上不可能每天都呈现出有意义的成果。有时候，甚至好几周也不一定会看到成果。我建议你用记录自己的行为、想法、情绪而不是体重的方式来衡量自己的进展。利用这种方式，你不会只着眼在体重上，反而会专注于让自己做出愈来愈多的日常选择。盲目饮食的情况会因此得到更好的改善，你也会获得更大的成就感！

下一步

现在你已学习了正念饮食的背景及核心概念。在第二部分，你会进行这方面的练习。下一个章节会提供一个自我评估的方式，分享一些从盲目饮食转换成正念饮食的重要步骤，提供一个解放自己的思路。接着，你将开启培养正念及正念饮食的旅程。

第二部分

好好吃饭的练习

第六章　认识你的饮食模式

本书的第二部分，会尽可能完整地遵循 10 周正念饮食觉知训练课程，以及其他类似工作坊的架构。一开始，你会先学习正念静坐，然后学习运用正念技巧来培养内在智慧及外在智慧。你会学习正念饮食的各个元素：察觉饥饿感，学习留意身体的讯息，养成更宽广的正念觉知，避免自己受过去多年挣扎遗留下的旧习带来的伤害。

运用这些练习

请先尝试接下来的前两项练习。第一个练习是填写"平衡饮食清单"（参见表 6-1）。这会协助你记录开始这个课程时的情况，让你更容易追踪自己正念饮食的培养过程。问卷只需几分钟就能完成，完成后就可以先搁置一旁。

第二项练习是"一天时间的圈圈"。这会协助你放下过去的挣扎，重新找到与进食、体重、身体之间的平衡。这个工具一样会让你先记录目前的情况，几周后再填一次，看看自己改变了多少。

第三项练习是用另外一种方式再度填写平衡饮食清单，并追踪后续的进展。

饮食练习 1：填写平衡饮食清单

平衡饮食清单的设计目的是希望协助你提高动机及成就感，而且这很快就能完成。它可以让你明确现状，增加正念。

我们都晓得，大部分减重饮食法不会教导我们如何弹性地进食。每个人每天都做了很多有关如何吃、吃什么的小决定。这个课程的设计是要协助你转变成更具正念的饮食形态。

平衡饮食清单记录了你一天的饮食情况，帮助你察觉并鼓励自己在饮食方面的小进步。它会在你的努力中增强现实感、自我接纳及弹性，鼓励你做出有关食物关系及生活习惯的持续性改变。这个清单的设计旨在帮助你避免在尝试改变的时候落入陷阱：想要自"从来没有"转变成"总是如此"（从"我从不把食物留在餐盘里"变成"我总是把食物留在餐盘里"），或是自"总是如此"转变成"从来没有"（"我总是一面看电视一面吃东西"变成"我从不一面看电视一面吃东西"）。这现实吗？设定较适中的目标，并在达到后为自己感到骄傲，也许是一个更明智的选择。

善用平衡饮食清单，你会做出适合自己的改变。

这个列表包含很多不同的选项（可以自行增加其他选项），你可以考虑改变一些饮食习惯，让它达到更好的平衡。与其专注于特定食物或食物分量，不如让它协助你将重点放在与食物建立更健康、更自在的关系。你会考虑持续使用它们，而不是短暂地维持至减重计划结束而已。这也包含让自己设定一些有弹性且实际的目标。

练习：运用平衡饮食清单追踪你的成就

只需几分钟，请跟着以下步骤：

一、看一看清单，建议复印这个清单（以后可以随时回看）。你可以多复印几份下次再使用，或者也可以从我的网站下载其他的表格：MB-EAT.com。

二、你可以在还没开始第二部分练习时就先在清单上填写日期。注意：如果你已经根据此书的第一部分着手改变，欢迎按照练习之前的旧有模式来完成这个列表，再看成果！

三、根据过去一周的发现或体验来评分（请选择依照较为日常的那一周，而不是刚好去旅行或从事跟日常状况不同的活动那周）。评分的选项包括从"上周不曾发生"到"一天多次"，可根据实际情况选择。避免追求完美，这可能会增加你达到均衡饮食目标的难度！另外，填写的过程不要感到失望。清单的一个重要目的是：协助你避开经常伴随行为改变及减重的想法。一个正面的行为若从"一周一次"增加到"一周多次"就算是很大的成就。同样地，一个问题行为（例如，因为难过而进食）如果从"每天多次"减到"每周几次"，就已经很棒了。况且许多具有弹性的平衡饮食者偶尔也会这样做。

你可以将这一份已完成的平衡饮食清单放在一旁，一直到你完成整个课程。练习三会请你再填写一次。很多人在最后回头检视原本的平衡饮食清单时，总会发现自己进步很多。

反思

你浏览自己的列表寻找共通习惯时，可能会发现自己有些部分已经做得很好。团体中的一位女士说，她原本经常为自己因焦虑而进食这个习惯感到生气，但是后来发现其实自己一周只发生过几次。

在完成第二部分的练习几周后，你可以再次使用平衡饮食清单追踪自己的饮食习惯。接着，每隔几周都回来填写平衡饮食清单。练习三会指导完成这项追踪。这时你可以直接开始进行练习二。

饮食练习2：一天时间的圈圈

饮食训练带来的一个很重要的变化是：如何定义自己。每当我与新的咨询者见面，我发现他们中的大多数人往往以体重和食物的焦虑挣扎来定义自己。他们将自己看成过量进食、失控、成瘾或是强迫倾向者。其实他们的生活比这要丰富；他们有家庭、工作或学校，还有其他各种兴趣。我请他们做以下练习，让他们在挣扎生活的其他部分之间找到平衡。

练习：觉察自己用于健康或饮食上的时间

开始练习！避免提早看后面的部分。

一、想想看，你通常在一天内花费多少心思在进食上。花多少时间及心思在计划餐点、购买食物、烹煮、进食、运动，还有其他与饮食及减重相关的活动上。比如，与亲人朋友尝试新的食谱、尝试健康食物的选择、尝试找到持久的改变，这种想法在你脑海浮现的比例数值为多少？有可能是90%、80%、60%、30%或更少。每个人都不大一样，而且没有绝对的对或错。脑袋里清楚浮现数值以后再继续接下来的练习。

二、在一张空白的纸上画出与图6-1相似的圆圈。这个圆圈代表着你通常在一天醒着的时间里所有的心思、时间、想法及经验。圆圈的每一部分代表的是总时间及心思的10%。

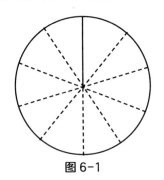

图6-1

三、回想步骤一中你脑袋里浮现的数值，将这个数值用深色的线条画在圆圈上。例如，与饮食和体重相关的时间和心思占了50%，那就在圆圈上画出一半的部分。同样地，如果是

70%，那就画七小块。如果是 40%，那就画四小块。如果需要表示 5%，你也可以将一块均分为两半。

四、写下生活中其他重要的事情，例如家庭、工作、兴趣、志愿服务等。除了进食、食物及自己的身体以外，你通常在一天中，花多少时间、心思及注意力在生活中的其他事情上？ 把它写在圆圈旁或另外一张纸上。

五、重新检视你的圆圈。仔细考虑，第四步列出的活动所耗掉的心思，也需要被包含在这个圆圈内。你只会有一个圆圈来包含所有的时间及心思，生活中其他的事情能够挤进图 6-1 圈所剩下的空间吗？举例来说，如果你把 75% 的心思安排在食物或体重上，你的生活中的其他事项能够挤进剩下的 25% 吗？你真的只花了 20% 在工作上吗？ 其他重要的兴趣呢？ 家人呢？花在担心食物及进食的时间与心思，是否有可能比自己想象的还少？

考虑了生活中其他重要的事项后，你会如何调整有关进食、食物及体重之数值？ 脑海里有浮现新的数值吗？ 数值没有绝对的对错，而且可能每日、每周都不太一样。无须批判数值的大小，你只要能找到和自己契合的数值就行。

六、接下来的几周，留意自己到底花了多少时间及心思在生活的其他层面，也可以多次回来检视你的圆圈。注意生活中重要的事项花了多少时间。鼓励你在接下来的一周，重新画出你的圆圈，一直到感觉它能充分表现你所花的时间心思。除了饮食体重造成的担忧，这个比例也需要反映出真正与进食、食物、体态等相关的活动。大部分的人每天会花一些时间在准备食物、购买食物、享受餐点上，还会花一点心思在外表上。有些人会花很多时间在这些事情上，这是正常的。我们的目的是辨识你目前的平衡状况，以便你根据当前的情况做调整。

七、你希望圆圈长得如何？ 你是否能将时间及心思花在自己认为重要的事情上？ 创造一个健康幸福的平衡点，想想看到底花多少时间在这些议题上最合适，而这包含准备餐点的时间、进食的时间、运动以及照顾自己身体的时间。

反思

一天时间的圆圈数值没有绝对的对错。每个人都不一样。我们的目标是了解相对于你所重视的其他事情，饮食在你的生活中的角色到底有多重。接着你就可以决定它们该扮演多重要的角色。如果把用来忧心的时间花在其他地方，也许你会更开心愉悦。我们每个人在不专心、忙碌或盲目的时候，都无法保证自己能把握自己的意识。这是正常的。这包含愉悦的白日梦、充满创新的想法，还有很多其他的事情。但是，如果你总是将你的注意力放在你的身体、外表或体重上，那就会影响花在其他事情上的时间。保持正念及自我接纳，可能会让你重新规划你的注意力，得到让你觉得宽裕的空间。

当我与苏珊进行这项练习时，她说脑海浮现的数值是85%。她想要减13kg，过去尝试了好几次不同的减重饮食法，每次在减了7kg以后就复胖了。她想要尝试不一样的方法。她减肥的原因如下：一方面她担心她正值青春期的女儿会学习她的坏习惯；另一方面她害怕会因为体重失去升迁的机会。通过正念练习，她的饮食自信恢复了。经过这个课程，她发现自己可以放下对体重的担忧，同时收获更放松的生活。

饮食练习 3：觉察自己进食模式的改变

练习三是练习一的接续。请再次填写平衡饮食清单，看看生活中加入了哪些正念的改变。你可以每周或者每两周就重复一次这个练习。

一、填写一份新的平衡饮食清单。你可以选择用一份清单，然后另外写上每周的分数。当然，你也可以每一次都用新的清单。

二、回顾上周并填写清单。跟上一次填写的清单做比较，如果有不错的改变，那么恭喜你！

三、可以考虑在每一个部分增加一些项目，让自己留意到不含在清单上的一些习惯改变。

四、在接下来的一周选择三到四个项目，尝试做些小改变。最好选择最近读到的内容及进行的练习，而且是自己特别感兴趣的项目。

五、不追求突变，而是以改变一点儿为目标。你也许可以从"一天多次"变成"一天一次"，或是从"从来没有"变成"一周至少一次"。

六、反思你所设定的目标，看看它们是否可以达成。如果用一到十分来划分这件事的可能性，一分是"不太可能"，十分是"非常可能"，让这个改变持续的可能性有多大（即使只是从"从来没有"变成"一周至少一次"）？如果答案是"不太可能"，你也许可以考虑先换一个目标，累积更多经验后，再回到较有挑战的目标。

七、计划如何达到这些目标。想想看在什么时候、如何进行这些改变：哪几天？哪几餐？吃哪些食物？

八、考虑这些改变长期所带来的价值。它们如何让你的生活变得更好？如何影响你与食物的关系？如何带给你更多的享受、喜悦和内在平静？如何带给你自由的感受？

九、以一个好奇、探索的心态完成这个旅程。你可能原本认为它会很困难，但在掌握了这些正念技巧后，会发现这其实比自己想象的还要简单。也许你会发现其中一项改变特别有挑战，也有可能考虑重新挑战之前认为困难的部分。

反思

一旦选定目标，请至少坚持一周，再考虑换另一组目标或是调整强度。寻找一些能在短期及长期实际进行的小改变，这样就可以渐渐地改变一些旧有的习惯模式，你也会为自己的改变感到高兴！

通往持续性的改变需要试验探索、自我觉察及接纳，原本认为困难的事情也许其实很简单。相反，原本以为很简单的事情，可能会很难。这时候，哪些方式可以让你的目标变得更符合现实呢？

　　针对你所做的选择，你也可以思考你的长期（也许是接下来的一年）目标。举例来说，你的长期目标也许是每次在派对的时候用心品尝每一口食物。你的短期的目标可能是在没有干扰的时候，仔细品尝第一口、第二口食物的滋味。

　　请反复多次填写平衡饮食清单，你的答案会随着时间改变。你可以不时地与第一次的记录做比较。在我们的课程进行两个月后，很多人惊喜地发现自己改变了许多，不但放下了挣扎还变得更正念了。

　　新的习惯可能需花一个月左右的时间才会养成。请依照自己的速度，持续设定合适的目标。你会发现自己越来越频繁地运用正念饮食的智慧技巧。

下一步

　　无论你为自己与饮食及食物所产生的新关系评几分，请记得：学习一个新的饮食方法和学一门新的语言一样，需要时间与练习。以好奇的心态开启这个旅程，保持弹性，把每个练习当成一项实验，庆祝每一次的成功。持续强化自己的行为，比如"哇，我真正品尝了这一餐的食物！""耶，我把食物留在餐盘里而且没有感到罪恶感！""我在吃撑之前学会了停止！"每天，你都有上百次的机会来鼓励自己。将你的精力和注意力花在生活中更重要的事上。

如何运用接下来的章节

我建议你依照此书的顺序阅读及进行书中的练习。你可以逐一进行大部分的练习，将进阶版练习留在最后。在反复进行核心练习时，你会发现，它们变得越来越简单。每个章节都会引导你，让你完成这些练习。用不了 10 周你（正式正念饮食觉知训练的时间）就能完成全部的练习。况且，若能成功改变长久以来的惯性模式，10 周并不是很长的时间。

表 6-1　平衡饮食清单

觉察项目	1＝从来没有	2＝一周至少一次	3＝一周多次	4=一天一次	5=一天多次	其他
可以增加的正念饮食技巧						
1. 我察觉到身体的饥饿感						
2. 我在感到适当饱足时就停止进食						
3. 我在察觉食物带来的味道减少时就停止进食						
4. 我缓慢且用心地品尝我所吃的每一口食物						
5. 我因为食物过度甜腻、油腻或太咸而停止进食						
6. 我决定不吃诱惑食物，心想："我以后还有其他机会可以吃它。"						

觉察项目	1 = 从来没有	2 = 一周至少一次	3 = 一周多次	4= 一天一次	5= 一天多次	其他
可以增加的正念饮食技巧						
7. 我适量地吃了一个自己喜爱的食物						
8. 我允许自己享受及品尝食物带来的所有味道及口感						
9. 我在聚餐时吃了适当分量的食物						
10. 我在平日饮食中加入了更多健康的食物或食材						
11. 我在平日饮食中减少了一些不健康的食物						
12. 我因为已经满足而决定不再加餐						
13. 我在进食前先估算该食物的热量						
14. 我为了减少整体热量，只吃了一小份想吃的食物						
需要减少的生活行为						
1. 我因为对某件事情感到难过而过量进食						
2. 吃了高热量食物后，我认为反正已经撑着了而继续吃更多						
3. 我因为不想做某件事情而吃东西						
4. 我把餐盘里的食物（或整份点心）全吃完，而没有留意到是否已饱了						
5. 我因为无聊而吃东西						

觉察项目	1 = 从来没有	2 = 一周至少一次	3 = 一周多次	4 = 一天一次	5 = 一天多次	其他
需要减少的生活行为						
6. 我不经意地将全部的餐点或点心吃完						
7. 我因为害怕面对而不去查询该食物的热量						
8. 我花太多时间担心自己的体重、体态及饮食方式						
9. 我因为感到焦虑不安而重复测量体重						
其他生活行为						
1. 我花了至少10分钟进行静坐练习						
2. 我花了至少20分钟进行静坐练习						
3. 我量体重是为了解身体状况，而不是为了鞭策自己						
4. 我刻意在日常生活中增加体能活动						
5. 运动的同时，我感恩自己的身体及体力可以完成某些事情，而不是对无法完成的事情感到愤怒						

第七章　改变你的饮食模式

我们以三个练习开始：正念静坐、迷你静坐及你的第一次正念饮食经验。这些练习是你接下来的旅程中重要的基础。

这三个重要的正念练习会协助你：

一、将专注力稳在当下。我们的大脑每分钟要处理上千个信息片段，当下最明显或最重要的信息，会浮现在我们的意识中，但是我们对此的反应经常是自动化的。当你学会专注于呼吸，你能更容易地察觉到不同的想法、情绪与回忆。你也会学习如何把注意力带到你想要专注的事情上。心智飘移是一个自然且正常的过程。然而，你会发现你越来越能够平静且控制心智，而不是让心智牵动你。

无论你现在专注力如何，你总是能够进步。你会跟大部分人一样，发现自己的心智可以很快地平静下来，只剩下偶尔浮现的内在干扰。或者你会发现自己能察觉到心智里到底出现了多少想法。这是好事，是你获得平静的第一步。杂念会渐渐归于平静。然而，即使是静坐经验丰富的人，在高压下或面对重大人生抉择时，也会出现心智浮动的时刻。一部分参加课程的学员因在注意力控制方面有障碍，在这方面面临着较大的挑战。他们需要花更长的时间来达到平静专注的状态，但这能给他们整个人生带来莫大的价值。

二、不经批判地察觉你的经验。如同反复举重会增强肌肉，正念练习让你在做任何活动时都能感到更强壮、更有信心；专注于呼吸、想法、情绪，会强化你在不同情况下察觉内在经验的能力。专注力越集中，你越能将它集中在你想关注的方面——你的饥饿饱足感觉、察觉食物的味道，还有让你感到平静的想法——而不是在罪恶及焦虑的感受上。

不加批判的意思是，先放下对于所浮现的想法、情绪产生的内在批判性语言。批判是人性的一部分，但它会把我们带离当下的经验。这些经验包含进食、食物，也包含生活中其他大小事情。

食物是我们给予身体的礼物。食物滋养你的细胞，提供维持健康所需的原料，它滋养你的感官。我们生活的世界有各种食物供你选择。你可以盲目及焦虑地看待这些选择，也可以敬重且愉悦地面对这一切。当你能正念地选择食物时，无须挣扎，也无须过量进食，你便能轻松改善未来的每一餐。

三、深入你的内在智慧。学习如何专注呼吸，能帮你察觉到渴望、饥饿、情绪感受，以及很多其他进食诱发因子。你也就能为吃什么、不吃什么做出明智的决定。你会发现，这个过程其实可以协助你以一个更有力、更完整的方式来处理很多与食物相关的选择。

与其看到一种食物心中立刻想："我要吃它。我不应该。我不可以。我会吃太多。"不如想一想以下的可能性："因为我不饿所以什么都不吃"；"留着晚点再吃"；"现在只吃一点儿，但细细品尝食物的味道"；"吃一些其他的东西"；等等。当你停下来，你会发现一些恰到好处的选项。然而，这一切都需要靠练习，而且是从正念呼吸觉察开始的。

专注于呼吸的好处

一旦你学会了专注于呼吸，就能掌握专注于任何事物的技巧，这包含饥饿、饱足、渴望、想法及情绪感受。专注于呼吸是培养正念觉察非常有效的工具，因为：

·你时刻都需要呼吸。你日夜都可以运用呼吸来进行静坐，不需要任何特殊器材，只需要闭上眼睛并仔细留意。一旦你习惯呼吸静坐，你甚至不需要闭上眼睛，即使在他人面前练习，也不会被发现。

·呼吸是心智与身体之间很重要的联结。人在焦虑、愤怒、害怕的时候，呼吸会变得浅快，因为这可以协助我们在紧急状况下快速反应。深且慢的呼吸跟放松平静有关。当我们刻意从浅快呼吸转换成深且慢的呼吸时，我们正告诉大脑我们不需要呼吸得太快，身体就自动地放松下来了。因此，经由缓慢的深呼吸，你可以把当下的心情转换成一种觉知而不是一种反应。

·呼吸具有节奏性。专注于呼吸本身以及专注于呼吸的节奏能帮我们练习如何回归平静。我们应暂且放下成见、执着，进入一个较中立、平静的状态。

·呼吸与智慧有所相连。在拉丁语中，呼吸被指出与灵魂和灵感有关：呼吸的拉丁字根是"spiro"，与灵魂（spirit）和灵感（inspiration）有关。中文及日文的"气"，也有"呼吸""生命力""生命能量"的意思。

运用这些练习

你可以一次进行全部的练习，也可以在接下来几天分别进行练习。我建议你按照顺序进行练习。你可以让自己有一周的时间充分体会这些练习的价值，再进行下个章节的练习。

饮食练习 4：正念呼吸

如果你从来不曾尝试过静坐，那么你可能对这个练习感到不安。然而，静坐的过程其实很简单：选择一个不容易睡着、可以静坐的时间及地点；留意呼吸的深度和节奏；然后练习不带批判地察觉所浮现的想法、情绪、经验。最后在你所设定的时间内结束练习，让自己静坐 10~20 分钟。

选择安静的时段及地点进行静坐练习。清晨是最好的时刻，这是为一整天定下基调的好时机，而且不会像晚间那么想睡。一天当中你认为合适的任何时间，都可以进行练习。

如果不使用语音引导，可以设定闹钟来确定自己静坐的时间长度（如果闹钟特别大声，可以选择将它放在房外，避免自己被声响吓到）。可以的话，将电话静音。如果家中有其他人，可以选择不会被打扰的地点，也请他们让你有独处的时间。如果有年纪较小的小孩或是特别健忘的伴侣，可以为他们设定晚于你练习时间的起床闹钟。

其他的就很简单了，只要找到舒适的坐姿，闭上眼睛，然后让自己的注意力集中在呼吸上。

舒适坐姿的建议

你可能看过有人以莲花坐姿，两脚盘腿静坐。请放心，你不需要坐得像禅师或是瑜伽大师那样才可以练习静坐。

你的目标是找到一个让你舒适，不会被脚底、膝盖、背部的疼痛所干扰的姿势，同时也不要让自己太舒服，以免自己在太舒适的时候分心或者干脆直接睡着。

对大部分人来说，坐在椅子上或以垫子支撑坐在地板上最为舒适。

如果你选择坐在椅子上：

· 首先，选择一把直挺、椅背牢固且舒适的椅子。柔软的椅子或是包覆身体的沙发，是很难保持清醒的。

· 然后将双脚平放在地板上。跷二郎腿会容易让你感到不平衡。

如果你选择坐在地板上：

· 你可以选择坐在 8~15cm 厚的垫子或枕头上，让髋部比脚高，这样可以减少背部的压力。

· 如果你坐在木质或是其他较硬的地板上，可以将瑜伽垫或毛毯放在垫子下。这样可以保护脚底板、膝盖、双脚，避免不适感。

不管你坐在地板上，还是椅子上，要让身体挺直，头往上延伸。下巴稍微往内缩，这会让脖子延长且让颈部后方放松。可以前后移动背部找到最合适的位置，确保脊椎是平衡的（不会过度往前或往后）。如果你在练习一阵子后，感觉不舒服，脚麻了，背部隐隐作痛，或是发现某个身体部位特别痒，你可以有意识地稍微移动，让自己恢复舒适。如果需要稍微靠在椅背休息，那就这么做吧。几分钟后，再尝试不依赖椅背，让自己坐直，这样你就可以渐渐地强化背肌。

练习：正念呼吸

我们可以在准备好后按照以下的步骤进行练习：

一、开始进行腹式呼吸：先做三到四个深呼吸，让肩膀和肚子放松。肚子会随着吸气往外延展，吐气时往内缩。可以把右手放在腹部，左手放在胸口，确定自己是不是正确地呼吸。如果右手随着呼吸起伏，但是左手不动，你就找到正确呼吸的位置了。如果你平时习惯用胸腔呼吸，那么在开始使用这种腹式呼吸时，你可能会感到不那么舒服。不必担心，慢慢地就会习惯了。这种呼吸方式会向大脑传递放松的信号。

二、让呼吸慢下来，找到平常的节奏及速度：不需要夸张地呼吸，也不需做比平常更深、更饱的吸气。

三、跟随呼吸：吸气时，留意呼吸过程。你会感觉到空气通过鼻腔进入喉咙，流入腹部。呼气时，留意空气离开身体的感觉。

四、丧失专注力时，用呼吸把专注力带回：走神是个自然且正常的现象。重要的是练习重回专注的过程，然后温柔地把觉知带回呼吸。觉察每个新的感受：鼻尖空气的流动、身体的变化、腹部的运动。

五、探索及实验：如果发现呼吸的感觉在某个部位特别明显（鼻尖、喉咙、腹部起伏），可以选择这个部位作为觉察的重点，也可以选择跟随整个呼吸所经过的途径。

正念呼吸静坐练习

如果你比较喜欢接受静坐练习的引导，可以从相关网站下载练习语音录音档。第一周先进行 10 分钟且有详细引导的练习。接下来一周进行 10 分钟简易引导练习。然后再进行 20 分钟练习。你也许会试着将练习时间延长至 30 或 40 分钟。几周后，你可能发现自己不再需要听语音引导，只需要设定闹钟就行。

反思

就如学习任何新的技巧一样，规律练习会让你养成习惯。就像你不会忘记洗澡或刷牙一样，你会发现自己可以越来越轻易地将它加入平日的行程里。一开始你可能会漏掉一两天。这时，你无须责备自己，只要重新开始就可以了。

练习时，考虑为自己设定实际的短期目标。与其期望自己在练习时的 10 分钟或 20 分钟全程专注于呼吸（这是很难的），不如在初期将目标定为数息二十下而没有中断。再增加至三十下、五十下，然后一百下，你可以每周进行一次数息来看看自己的进展。如果你是好胜的人，请对自己温柔些。我的经验是，大部分人要练习一年才能够连续数到一百下而不被中断。就算你在数息，不代表你的注意力全程都在呼吸上。你可能还是会留意到想法、声音或情绪感受，只是你没有过度关注它们，以致造成数息中断而已。只要坚持练习，你会培养出更高程度、更持久的觉知。

参加工作坊的学员，经常针对这项练习提出以下问题：

Q：我如何找到空闲的 10 分钟来练习静坐？

如果你的生活忙碌，与其把正念练习当成包袱，不如把它当作美好的礼物。也许在一天中，你常把 10~20 分钟花在其他意义不大的事情上。你可能花 10 分钟看报刊杂志、看电视、上网或通电话。相较于这些事情，每一个培养正念觉察的时刻都是有价值的。每当你想要找借口说"我太忙碌"时，可以告诉自己："这代表我更需要静坐练习。"

Q：我在进行腹式呼吸时会感到头晕，这是正常的吗？

这是正常的，但并不是最好的状态。你可能呼吸太快、太深，没有完整地吐气。可以试着放慢呼吸速度，也许吸气数到四，稍微停顿，吐气数到四、五甚至六，请确保完整吐气后再开始吸气。

Q：为什么静坐时偶尔会有飘飘然的感觉？

我们通过关节和肌肉持续反馈的信息来感知肢体的位置。一是这些信息反馈缺失，即使是很细微的变化，我们也可能会失去对身体的即时感知。如果发现这个状况，代表你已经可以非常安静地进行静坐了！

Q：念头停不下来的话该怎么办？

就算心智一开始是安静且放松的，一段时间后你还是会分心，你也许察觉到身边的声音，你的右脚开始痒起来，不断浮现一些想法：我这样做对吗？今晚会有哪些电视节目？我有把衣服放进烘干机吗？你浮动的心智可能会飘到心中的待办事项或是做白日梦，这时候要察觉且放下批判式的想法并不容易（"我不应该这么做！""我应该这么做！""我讨厌这个声音！""为什么我不能不留意痒处？"）。

然而，我们的第一步只是需要单纯地留意它们的出现（"这是一个批判想法。""只不过是感到痒而已。""不安出现了。"），然后抑制住想要反应的冲动即可。

每当你发现自己走神了（我们平时经常会这么做），只要注意这一点，并反复将注意力重新集中到呼吸上。

让我跟你分享一个画面，想象自己坐在一处漂亮的河堤旁。看着水上涟漪流过，就像观察呼吸的节奏一样。在这时候，你发现水上飘着一片叶子。很多人会忍不住这样想："啊，漂亮的红叶！ 是枫叶！哦，我忘记请负责草坪的工人来把叶子带走。他们可能会很忙。嗯，我来问一下，看看邻居的儿子可不可以帮忙清理，但是我从八月就不曾跟他们说过话，他们的墨西哥旅行不晓得后来怎么样？我明年也去玩好了。"以此类推。通过正念觉察，你会留意到这片叶子，留意到它是红色的，也许你会认出它是一片枫叶，感觉它很漂亮。然后，你就会回去欣赏河流，而不是任你的思绪飞驰。练习时，你会越来越早发现自己的心智飘走，然后可以温柔地、一次又一次把它带回呼吸。如果发现这太困难（特别是刚开始练习时），你可以花几分钟尝试以下几种方法：

·数息，从一数到十。这可以帮助你将分散的注意力集中到具体的事物上，让心静下来。

·花一些时间专注于简单的词语。不要用认识的人的名字——这样会有太多可以联想的事情了！按照呼吸的节奏重复默念这个词语。

·标示你的想法。简单形容你的想法，例如计划、担忧、情绪。举例来说，假设静坐时心想"我要完成这件事"，你可以把它标示为不安。标示的这个动作可以让你更客观地观察和理解自己的想法及反应。

当你专注于呼吸时，你正在训练自己的心智。渐渐地，你的心智会变得稳定，同时你会越来越擅长专注于当下。

Q：尝试静坐时（即使只有几分钟）会出现一些让人不悦的想法及回忆，让我感到很不舒服。我该怎么做？

有时候这些令人不适的想法、情绪会渐渐消失，你会产生一种觉知的感觉。但是，有时候它可能意味着有某些需要你特别留意的事情，暗示你该找专业的治疗师来处理这些问题，也许它们与过去的生活创伤或未解决的事情有关。其实你有能力处理这些。你可以尝试稍微睁开眼睛，想象自己在屏幕上观赏这些想法和画面。另外，你也可以进行迷你静坐练习来培养自己察觉自身经验的能力。

Q：如果周遭太多干扰，该怎么办？

也许你的邻居正在割草，附近有嘈杂的车声，或你的狗不断地打扰你，与其责怪自己留意到周遭的事情，不如恭喜自己察觉到这一切。有一位女士在第一周的静坐练习时，无法找到任何方式来处置她难搞的小狗。一旦她坐下来，小狗就会很不安地绕在她身边，嗅她。我建议她尝试感觉"我的狗在做什么？"的静坐练习。与其对狗产生关注，起身并安抚它，或为此感到烦躁，不如维持原本的坐姿并心智跟随小狗。我告诉她："反正觉知无法不跟着狗，你就允许自己专心地察觉你的狗做什么。"下一堂课时，她跟我说："太棒了！ 它不再烦我了，我的狗已经可以安静下来。静坐时，它就坐在我身边。"另外一位学员则发现，她可以单纯地观察火车偶尔经过家时的鸣笛声，不再会因声响而烦躁。接着她也很惊讶地发现，自己越来越不会注意到这些声音了。

Q：我的朋友参加小区的静坐团体，但他只在团体课程中练习静坐。我需要参加这种团体吗？还是我只能选择在家练习？

两种方案你都可以选择。团体可以提供不错的支持，定期的练习可以强化你的技巧。研究显示，每日 20 分钟左右的练习可以加强正念能力，并让你更有效地运用正念饮食技巧。若决定学习一样新的乐器，每周只去上一次课是不够的。你仍要多练习才会把乐器学会。

静坐时可能出现的情况

· 发现自己无法完全地静下来。静坐不是让心智放空。它的目的是不需要产生反应，不需要追随想法，单纯地进行观察，就如观察枫叶一样。如果你留意到自己的想法，代表你成功地觉察到自己了，你正在步入正轨。有些想法、感受很重要，它们必须被察觉到。有些则是路过而已，只要辨识它们（"噢，我正想着待办事项列表。"），然后再次回到呼吸，你会惊讶地发现，这些想法很快地会失去控制我们的能力。

· 刚开始可能会感到很有挑战。训练心智，其实就如训练身体的肌肉一样。开始新的运动计划时，你不会心想："我呼吸很急促，我一定哪里做错了？"你知道呼吸会通过练习变得平稳。当你持续进行静坐练习时，漂浮的想法、不耐烦的感觉、不安的情绪也都会随之平稳下来。

· 你并不是在放空。虽然有些静坐方法会把你带到一个深度放松和出神的状态，但这并不是我们的目标。正念的目的是清醒，而不是睡着。这与出神相反。正念培养你每个当下尤其是进食时的觉察能力。同时，经过练习后，你会发现自己进入一种深度的放松及内在平静。这个状态可能维持几分钟甚至整个练习过程，让你感觉舒适。当你继续练习时，你可能发现即使在忙碌中面对困难时，也可以唤起这种平静的感觉。

饮食练习 5：迷你静坐练习

时间较长的静坐练习可以锻炼专注的觉察力，将你带入生活中的各个方面；而迷你静坐练习可以帮助你面对各种情况，尤其是用餐前后。

这些练习实际上是是简短的正念时刻。迷你静坐可以持续 2 分钟，或仅仅几秒钟，让你能够专注于你想要关注的事物，例如一个想法、情绪、饥饿感，或是感受吃最喜爱的甜点时的味道。

你的最终目标是在任何地方都可以进行这种简短的静坐练习，无论是闭上或睁开眼睛，也无论是坐着还是站着。若眼睛张开，旁人也不会知道你正在做练习。就算是在忙碌的餐厅里或是参加重要的午餐会议，都能够察觉到饥饿感、面前的食物、想法与感受，以及想要吃哪些食物。你可以把注意力集中在你想要的地方，而不是让它被各种事物分散。

练习：进行迷你静坐

准备好后可以进行迷你静坐：

一、进行几次深呼吸。记得让空气流入腹部。如果发现身体有紧绷感，想象空气正随着你的呼气流入这些部位，让呼吸协助放松肌肉，然后放慢呼吸的速度。你会发现，不一定每一次迷你静坐都需要做深呼吸，但是在开始练习时，它可以帮助你明确练习意图并把你的意图传达给心智及身体。

二、留意心智并将注意力放在特定的事情上。你可能想要关注情绪、身体感受或想法，例如刚刚浮现想要吃冰激凌的想法，是不是因为饿了？还是因为你看到最喜爱的冰激凌广告？或是两者都是？

三、不需要批判所发现的事物。只要察觉它们就好，你正训练自己利用几分钟来观察自己的经验，然后选择如何有效响应。

反思

虽然你可以在一天中进行多次迷你静坐，但是记得特别要在用餐前后进行练习。随后，你就可以在任何情况下，无须闭上眼睛，就能快速地进行迷你静坐。你可以把觉知带入任何活动中。我一天大概会做上百次的练习吧！只要有时间就可以进行练习：开车遇到红绿灯时、在卖场排队时、等待迟到的朋友时。

睁开眼睛，你不妨问自己：我感觉如何？ 大脑在想什么？ 现在发生什么事？ 随着时间过去，你能更自然地察觉到自己的想法、情绪、行为，以往这些可能是在不经意间就发生了。例如，在红灯路口停车时，尝试进行迷你静坐，你觉察到自己原来就很烦躁，会留意到身体的紧绷感及伴随而来的想法，包括一些负面的批判性想法（为什么他们不能改善红绿灯的时间设定）。接着你可能发现，通过放慢呼吸，可以减轻一些负面情绪。渐渐地，你就可以提高自己的觉察能力，更积极地运用这些短暂的空闲时间。

如果经常忘记进行迷你静坐练习会怎么样？ 这是一个常见的疑虑。其中一种解决方式是，在每一餐之前或是每天特定的一餐前（也许是独自用餐的时候）进行练习。另外一个方式是，在适当的位置，特别是厨房里，贴上贴纸（例如笑脸、花朵，或是任何看起来舒适的贴纸），提醒自己进行练习。也许你可以在自己总是忍不住吃的食物包装袋上贴上贴纸。这并不是在鞭策自己，只是在提醒自己进行练习。

你还可以靠自己的想象，在自己的头脑中给会干扰你的事物贴上贴纸。我的一位学员，经常在工作压力大时吃零食，刚开始，她把贴纸贴在计算机屏幕上，在她习惯了以后，反而不再留意它了，接着她把贴纸贴在门框上，出席会议前都会看到。她发现大部分的压力与老板有关，因此，我请她每次遇到老板的时候，想象他的额头上贴着贴纸！因为老板经常是压力性进食的诱发因子，这个方法非常有效。

饮食练习 6：四颗葡萄干

一旦熟悉迷你静坐练习，你就可以开始培养正念进食的能力了。借用卡巴金博士正念减压课程最有特色的"葡萄干练习"，再稍做调整加强觉察练习。你可以吃任何食物，但是我们会先从葡萄干开始，它是一种简单的食物，而且我们过去经常不加思索地大把大把地吃下它们。

无论葡萄干是不是你最喜爱的食物，无论你对它们是偏爱还是不喜欢（也可以选择使用蔓越莓干），这个练习都会让你有所收获。它将让你以全新的方式来体验葡萄干，哪怕你曾经进行过类似练习。

开始练习前，确保自己手边有一些质量好的葡萄干。留出至少15分钟不会被干扰的时间，充分体验这个饮食练习。

你可以在网站上找到正念葡萄干练习的引导语录音档，或是按照以下的方式来引导自己。至少聆听在线录音档一次，因为它的速度及经验会和接下来的练习很相似。你还可以阅读书中的指导，因为它们是互补的，可以等到练习完以后再来看看书中的反思。

练习：正念进食

将四颗葡萄干放在面前的纸巾或碟子上，闭上眼睛，就如迷你静坐一样，深呼吸，让自己变得专注平静。

一、在这种专注放松的状态下，睁开眼睛并选择其中一颗葡萄干，用全新的视角去观察它，就如自己不曾看过或吃过葡萄干一样。你留意到了什么？这颗葡萄干看起来如何？留意它的大小质地。闭上眼睛，把它带到鼻子前方。闻起来如何？轻轻地碰触嘴唇时会有哪些感觉？

二、保持眼睛闭上，将葡萄干放到嘴里一会儿（也许可以数到五），但是先不要咀嚼它。温柔地用舌头碰触它，让它在嘴里滚动，留意它的感觉及味道。

三、开始慢慢地咀嚼，充分体验每一口的味道。咬下去时，葡萄干的味道有哪些变化？继续咀嚼时有哪些变化？当下，嘴巴的哪个部位正在进行咀嚼的动作？什么时候开始有吞咽的冲动？这是一种怎样的感觉？继续咀嚼葡萄干，一直到你已经从中获得全部的愉悦感。吞下葡萄干以后，你还有怎样的感受？

四、用同样的方式吃第二及第三颗葡萄干，用全部的感官充分体验它们。花一点时间，不要急。留意这些葡萄干的质地、香气、味道等，它们有哪些一样或不一样之处。有哪些惊喜？感受自己的身体正从这些小颗的葡萄干吸取能量。

五、察觉整个过程中的想法及感受。你是否会批判葡萄干或批判自己对于葡萄干所产生的反应？（"哇，这比我想象的还要困难；感觉很滑稽；我应该买一盒新的葡萄干。"）在你吃第三颗葡萄干时，可以想一想自己对葡萄干了解多少？产地在哪儿？如何被采收与包装？如何从产地来到你的面前？是哪些人促成了这一切？思考它如何从农夫到卖场的收银人员手中？

六、在你准备吃第四颗葡萄干时，先停下来并考虑：你真的想吃它吗？这时候你可以做决定，拿起葡萄干并吃下，或是把它留在那儿。不要一开始就下决定，等到吃完三颗葡萄干后再决定就好。如果决定吃葡萄干，以和吃前面三颗葡萄干一样的正念感恩方式吃这颗葡萄干，留意它的味道、质地以及吃下去的感受。

七、无论是否决定吃第四颗葡萄干，想一想，你是如何做这个决定的：你的决定过程是怎样的？你的想法、疑虑、担忧是什么？

八、最后，用两到三个呼吸结束练习，将觉知带回身体，然后睁开眼睛。

反思

请在完成练习以后再往下阅读。

这个经验与平常吃葡萄干或其他类似的食物，有哪些相同或不同之处？葡萄干跟你所期待的味道一样吗？如果不一样，有哪些不一样呢？有哪些其他的惊喜？在你练习的时候你的大脑浮现了哪些想法和情绪？

你是否跟大部分的学员一样，发现第三颗葡萄干没有像第一颗那么好吃？当我让学员决定是否吃第四颗葡萄干时，有些人发现自己并没有强烈想吃的冲动。然而，他们的想法互相作战："我该多吃一颗吗？我不该吃吗？我需要更多吗？我应该吃更多吗？我不想吃，葡萄干就在面前。我真的可以把它留在那儿吗？

但是我被教育不能浪费食物！"这可以协助他们深入了解自己的内心。因此，你可以探索自己在这时候的心理活动，考虑是否曾经为该不该多吃一口其他的食物而产生过类似的想法。

下一步

你现在正培养正念饮食基础。在下个章节前，我建议你可以先花几天至一周时间练习所学，持续练习静坐及迷你静坐，它们是很有价值的方法，能够帮你将正念带入生活。请把正念小口吃食物的练习，慢慢地带入日常生活中，以这种方式开始体验越来越多不同的食物。花在葡萄干上的这几分钟，会在接下来的章节中协助你用新的角度体验饮食。相信你会开始用一种全新的方式来享受食物。

接下来的三个章节，我们要进入核心内在智慧的练习：察觉饥饿感、味觉及饱足感。接着，你就会准备好进行外在智慧的练习，包括第十一章的 500kcal 挑战。继续往下走的同时，你会开始用更有效的方式联结你的内在与外在智慧。

第八章　你到底因为什么而进食

　　在花了一周或更长的时间探索正念静坐及正念饮食后，我们可以开始认识生理饥饿感，进一步联结自己的内在智慧。在这个章节的前两个练习中，我会介绍一些让你在餐与餐之间，熟悉不同类型、不同程度饥饿感的方法。第三个练习则鼓励你在用餐的过程中或刚吃完点心时，感受饥饿。最后一个练习则是探索生理饥饿感以及在各种情况下可能出现的各种其他讯息及诱发因子。这些练习彼此互补，可以同时进行。你也可以选择将练习时间稍微区隔开来，每隔几天甚至一周再进行一项练习。

感觉生理饥饿的好处

　　你在第三章认识了生理饥饿感。你是否已开始留意这些感觉？在你血糖低的时候，你的身体有哪些感觉？肚子会咕噜咕噜叫吗？在你用餐以后，什么时候会再次留意到饥饿感的出现？　四小时后？　六小时后？你现在可能还不晓得如何回答这些问题，但是进行了这一章的练习后就会有答案。

　　有些人能明显感受到饥饿讯息，有一些人则不能。然而，这不代表你就不能学习留意它们。也许你经常因为节食（不吃早餐、午餐吃得少等）使得身体大部分的时间都处于饥饿状态。也许你会因为担心或习惯的关系少食多餐，很少让自己感到饥饿。我所遇过的少食多餐患者，他们的饥饿担忧源自儿时的回忆。这些回忆往往与他们的家庭背景有关，因为他们的父母来自食物不足的家庭。

当我教导正念饮食觉知训练学员正念觉察饥饿感时，他们在几天内就会变得更有觉察力。随着时间增长，他们慢慢增加了对于正念饮食觉知的赏识及敏锐度。刚开始可能需要花一点心思，但是很快就会变成习惯。你只需要一个正念的时刻。

这一章的练习会帮助你：

了解生理饥饿感：我知道我的感觉，但是我无法说出你的感觉如何。你的腹部有哪些感觉？你在低血糖时有怎样的感觉？嘴巴开始流口水是怎样的感觉？你是否曾经吃完丰盛的一餐后，还是难以拒绝一块巧克力？你的身体不需要这一块巧克力，但是你的嘴巴仍然开始流口水，这时候你需要仰赖自己来充分觉察生理饥饿感的讯息。

能够辨识真正的生理饥饿感与其他进食的诱发因素的不同：一旦你学会分辨自己是不是真正的生理饥饿，你就能利用这个信息来辨识及平衡其他进食的诱发因素。与其盲目进食，不妨在饮食中运用智慧。我工作坊中的学员玛莉安在开始留意自己的生理饥饿感后告诉我，她曾在某个下午时段的一个重要会议前感到不安。这是饥饿吗？或是紧张？留意了以后，她心想："距离午餐已经好几个小时。是的，我的确感到压力，但是我也该吃个点心了。"因此她把家里带来的苹果吃了，然后更专注、更平静，且不太饿地走进会议室。其他诱发因素包含特定想法、聚餐、面前的食物，或是单纯的习惯所引发的饥饿感，比如到了晚餐时间就自然觉得应该饿了。

做出更明智的决定：留意饥饿感，可以让你对于食物如何影响身体产生更多的智慧。你可能留意到含糖的果汁让你的血糖快速上升（接着快速下降），然后饥饿感很快会再次出现。而另一方面，你可能发现，同样热量的复杂性食物（例如五谷能量棒），却能让你较慢感到饥饿。

更容易减重：饥饿感是身体告诉我们，它需要更多养分时所出现的讯息。饥饿感会在血糖降低的时候初次出现。如果你与饥饿感共处一阵子，你的身体就会利用脂肪作为燃料，你也许也会感到饥饿感稍微消失。这太棒了，这代表你正在做的这件事会让你减重。随后，饥饿感又会再次增加。当这种情况出现时，你就知道该吃点东西了。

运用饥饿感觉量尺

你不会从完全不饿突然变得饥饿无比。本章节的练习会介绍一个十分量尺来衡量饥饿感，其中一分代表"完全不饿"，五分代表"中等饥饿"，十分代表"非常饥饿"，以及在这之中的各种感受。当你学会留意这些饥饿感的变化，你就可以做出明智决定。举例来说，你可能决定在晚餐一小时前吃点东西避免晚餐时过度饥饿，这样可以将饥饿感分数从八降到六。或者，因为饥饿感分数只有四分，你这时候还不需要吃点心。饥饿感讯息可能来自腹部，也可能来自身体的其他部位。你会学习留意不同程度下不一样的饥饿感讯息，好让你辨识什么时候是中等程度的饥饿（量尺上的五分），或是只有一点饿（例如三分）。你对三分、七分的饥饿感受也许跟其他人不同。这并不重要，重要的是学习分辨自己的感觉。

饥饿感觉量尺

为了让自己更能留意到生理饥饿感，你会运用以下的量尺（参见图 8-1）来评估自己的感觉。有些人喜欢让量尺从 0 开始，这是可以的。有些人喜欢用较少的分数，例如 1~7 分，或是 1~5 分，但是我不建议比这更少。我们的目的是在饥饿感上升、下降、再上升时，让你微调对它们的觉知。

完全不饿				中等饥饿				非常饥饿	
1	2	3	4	5	6	7	8	9	10

图 8-1：饥饿感觉量尺

运用这些练习

练习 7、8、9 会引导你去关注自己的生理饥饿感。如果你平常较难留意到饥饿感，那你可以在结束练习 7 后立即尝试练习 8。等你对饥饿感讯息较为熟悉的时候，你可以尝试练习 9。最后，练习 10 帮助你分辨生理饥饿感与其他感受。

饮食练习 7：感受饥饿的程度

留意你的身体感受。餐与餐之间的时间越长，你的饥饿感就会越强烈（但还是可能有所起伏）。留意饥饿感在餐中消失的时刻。

练习：感受饥饿的程度

第一次进行练习时，请选择一个较易感到饥饿的时段（轻食几个小时后或在正餐前）。这次练习结束后，可以在接下来的几天重复完成三到五次练习。选择在自己认为可能会比较饥饿以及不怎么饿的时候练习。持续练习，一直到有信心可以轻易、快速地留意饥饿感受。不要因无法确定这样的时刻而灰心。非常有经验的正念进食者，有时候也会对这种感觉不太确定。

一、运用迷你静坐进行呼吸觉知练习，向内专注：结合前面几个章节所学的知识，跟随呼吸吐纳觉察自己的内在世界。建议前面几次练习先闭上眼睛，这能协助你更容易留意到这些内在的经验。

二、当自己感到饥饿的时候，用以下问题引导自己：你现在的饥饿感程度如何？是轻度的饥饿、中度饥饿，还是非常饥饿？你感到饥饿的部位是身体的哪里？饥饿是一种怎样的感觉？你的腹部有哪些感觉？你的身体有哪些感觉？尝试将生理饥饿感受与任何脑海中浮现的情绪性饥饿或食物渴望区分开来。

三、利用饥饿感觉量尺觉察自己的饥饿程度。一分是完全不饿，十分是最饿的感觉。留意你脑海浮现的数字。

四、不妨问自己，你是如何知道的？ 是身体哪些感觉让你觉得是这个数字？ 你怎么知道是五分、七分或是三分？单纯地留意这些感觉，不需要描述它们。

五、深化觉知：持续以这个练习探索及实验的同时，可以稍微自问，在不同的分数下，你的身体有哪些感觉？三分的感觉如何？是否感觉腹部空空的？六分呢？是否肚子会咕噜咕噜叫？ 八分呢？ 头昏昏的、肚子在叫？ 饥饿感受的确会起伏，但是消失后再度出现时，感觉通常会更强烈。

六、留意其他的诱发因素，例如想法、情绪或引起进食冲动或饮食渴望的情境。然而，也许你会发现其实那并不是真正的生理饥饿。每个人状况都不一样，这些练习会让你学习了解自己的习惯模式。

七、尝试创造一个内在渴望的量尺，从一分到十分：食物渴望就是对于某种特定食物强烈的渴求。渴望量尺上的八分与饥饿感的八分，有哪些不一样？你如何知道？

反思

留意饥饿感可以像留意周遭温度一样那么快速。有人可能觉得房间 19℃太冷，另一个人却觉得刚刚好。

刚开始，定期留意饥饿感是很有帮助的：注意餐前、餐中、餐后的饥饿感等。你可以结合之前所学的迷你静坐练习，只要停下片刻，留意呼吸，然后利用饥饿感觉量尺来察觉自己的饥饿感觉。经常留意，觉知就会随之增长。你就更能用这种方式，轻易地停下来察觉饥饿感。这是练习正念饮食很重要的一环。

很多人曾针对这章节的练习，提出以下的问题。

Q：一早起床不感到饥饿是正常的吗？

我发现参加课程的学员经常遇到这种情况。如果你也有类似的情况发生，可以回想你在前一天晚上是否吃了过多的食物。这是最容易过量进食的时刻，跟我们放松有关。然而，这也会变成恶性循环：白天吃得太少，以致晚上过度饥饿。夜间过量进食的影响会延续到早上，以致隔天血糖仍然偏高。晚上吃过多的习惯也许不太容易改变，但是你应留意夜间吃得较少跟较多时，隔天早上的不同感觉。隔天身体感觉如何？ 如果早上肚子咕噜咕噜叫，也许可以赞扬自己前一晚吃得不多！

Q：我可以在不饿的时候吃东西吗？

当然可以，这就是你在运用"抉择的力量"。你可以走进会议室，考虑是否吃桌上的甜点，也许你会考虑："我会饿吗？我刚吃过午餐，是否还有点饱？甜点看起来是足够吸引你，还是让人觉得只是普通？这是一次寻常的经历还是一次难得的体验？"也许这是一年只有一次的美味南瓜面包，你对去年吃过的味道记忆犹新。如果是这样的话，你当然可以吃一些。与其担忧，不如让自己放心地吃，并且尽情享受每一口。

饮食练习8：允许饥饿

如果上述练习效果并不显著，可以尝试下面这个练习。

练习：允许饥饿

一、选择一个时段：如果你担心自己在过度饥饿后会过量进食，也许下午是一个不错的练习时间。相对于夜间，大部分人在午后自我控管的能力较好。

二、合理安排正餐及点心的时间间隔，让自己感受到真正的生理饥饿感：午餐少吃一些（例如小于300kcal的冷冻餐点），不吃点心。你可以选用冷冻餐，因为冷冻餐通常会明确标注热量，让你清楚地知道在这个热量范围内有哪些选择。午餐结束后三到四个小时，如果你还不饿，可以再等一个小时左右。然后每半小时感受一次你的饥饿感，留意饥饿感强度的变化。你可以延后吃晚餐，感受这些饥饿的经验。

反思

你可以在不同的情境下尝试这个练习。你也许会留意到这取决于自己当下做的事情有多忙碌或是情绪如何。举例来说，有些人在焦虑时更容易感到饥饿，有些人却会失去胃口。不过有些朋友经常在下午感到饥饿，则有可能是午餐吃得太少。（可以参考练习9）。

有时候我会遇到一些学员，他们非常抗拒让自己变得饥饿。他们往往容易感到焦虑，或者来自无法满足温饱的家庭。对他们来说，只要感到一点点饥饿，就会觉得必须立刻吃东西来缓解。

如果饥饿的感觉给你造成焦虑，可以提醒自己：

· 生理饥饿并不是懦弱的象征，它其实象征着你增长的觉知。

· 有一些饥饿的感觉是好事，饥饿可能代表你正在减重！

· 你可以随着饥饿的海浪漂浮。记得，它会有所起伏。你可以撑过接下来的一小时，比如参加会议或通勤时，不一定要吃东西。

· 饥饿不是紧急事件。经过这个练习，当下次感到饥饿的时候，你可以选择吃个点心。

饮食练习 9：觉察用餐过程中生理饥饿感的变化

在用餐或吃点心的过程中，你会感受到饥饿感的变化。你会逐渐了解哪些食物可以较快速地缓解饥饿感，而哪些食物的效果比较慢。你也会留意到饥饿感在用餐的哪个时间点可以完全消失。

练习：感受用餐过程中及点心吃完后的饥饿感

定期在一天之中，用餐中、用餐后进行此项练习：

一、用餐前先为自己的饥饿感程度评分。进行迷你静坐练习并检查自己的身体，以十分量尺来判断自己的饥饿感。

二、进食后再次评分，再次进行迷你静坐，此时饥饿感又是几分？

三、几分钟后再重复一次。在用餐中间及结束时各做一次，留意用餐过程中饥饿感的变化。

四、用餐结束时，继续运用你所学技巧。如果不确定自己是否还感到饿，那该怎么办？ 也许你可以再等 10、20、30 分钟，看看到时候饥饿的感觉如何。你可以借鉴练习 8 及练习 9 的经验，来体验不同用餐量后的感受。

反思

运用快速的迷你静坐练习，觉察用餐中饥饿感的细微变化，这可能具有挑战性。但是，在你面对丰盛的餐点却不希望过量进食时，或在提供不同美食的派对及自助餐厅就餐时，这显得特别重要。试试稍微吃点东西让自己不会太饿，然后适量地吃面包、沙拉或前菜。几根胡萝卜可能无法改变你的饥饿感，但是一个100~200kcal 的食物可能会对你的饥饿感产生影响。如果你已经在派对吃了点东西，待会儿还要出去吃晚餐，该怎么办？你是否可以学习留意饥饿感，它也许已从九或十分降到五或六分？你可能想再吃些东西，但是又不希望吃得过多。察觉这些重要而微妙的讯息，可以帮助你决定吃什么以及什么时候吃。

饮食练习 10：觉察生理饥饿感与其他进食的渴望

当你练习完觉察呼吸并运用十分量尺来留意当下生理的饥饿感之后，接下来就会探索非生理性的饥饿感。我们有很多除了生理饥饿以外的进食原因，这其实是正常生活的一部分。有时候因为食物就在面前，且看起来很可口，所以就把它吃下肚子。有时候因为在聚餐，周围人都在吃东西，我们也就跟着吃。有时候我们利用吃东西来纾解自己的情绪：缓和无聊的状态、安抚压力或减少悲伤。有时候食物给我们提供一个逃避的方式，我们因为拖延时间而吃东西。第十三章会讨论这些不同的诱发因素，但是现在就可以开始留意这方面的经验。

练习：觉察其他诱发进食的原因

一、在一整天中检查并记下其他诱发进食的原因。进行迷你静坐练习时，你可以问自己：我感觉如何？我的进食渴望有多强烈？我留意到哪些情绪、想法以及其他进食诱发因素？是对某种特定食物的渴望吗？你也可以用十分量尺（从"很低"到"非常强烈"）来为渴望及冲动的强度评分。

二、特别留意一些自己比较不可能有生理饥饿的时段。也许你会发现自己在午餐或晚餐后吃点心。你甚至可以把这个当作侦探游戏："我知道我其实并没有生理饥饿，所以到底发生了什么事？啊！原来是因为项目（或电话）感到焦虑，我想通过这个来拖延时间。"

三、接下来的一整天之中，问自己："我现在的感觉跟生理饥饿感有哪些相似之处？有什么不一样？我真的饿了吗还是我只是因为其他的原因才想吃东西？"

反思

我们还会讲述分辨生理饥饿感及其他经验的技巧，现在重要的是：

· 以一种好奇探索的态度来觉察。

· 开始留意自己常有的习惯模式。

· 仁慈地对待自己。毕竟身体及心智的讯息十分复杂。

运用这些练习一段时间后，你就可以快速地分辨出真正的生理饥饿感与其他进食的冲动。例如，你想进食可能是因为正处在压力、疲倦、无聊的状态，或是刚好看到同事在吃甜甜圈。

渐渐地，你能像辨识自己是否感觉冷、疲倦或口渴一样，快速地察觉自己有多饥饿。接着，你就可以根据这个讯息来判断是否要进食及需要摄入多少食物。

Q：我在家里可以觉察到饥饿感，但是在餐厅时就很难觉察到，而且我经常点太多食物。我该怎么办？

在安静的环境中，我们会较轻易地觉察到饥饿感，在嘈杂的餐厅这件事则充满挑战。得克萨斯大学奥斯汀分校（Austin, Texas）的盖尔·蒂默曼（Gayle Timmerman）在他的研究中加入正念饮食元素，帮助受试者在餐厅点餐。六周后，这些女性受试者体重减轻了，而且更有信心掌握饮食。你可以在出发往餐厅之前或踏入餐厅大门前，先觉察自己的饥饿程度。不要因为做不到而轻易灰心。毕竟一天中有很多机会可以练习培养觉知。几周后，你的技巧将会更成熟。

下一步

你正在学习很重要的一部分，这是协助你在进食与体重中找到平衡的核心元素。之后你会很惊讶地发现，这一切是多么轻而易举。经过这些练习，你可以对自己与他人说："哇，这看起来很美味，但是我目前并不饿。"同时，你需要真正做到言行一致。

第九章　唤醒你的内在美食家

本章的练习能让你更享受食物的味道，你可以运用你的内在味觉满足感量表来增加这个乐趣。这个章节的每项练习，都会协助你学习享受看似具有挑战的食物（从巧克力开始），它们会重燃你的信心。

觉察味觉的好处

正如第四章所提到的，我们的味蕾非常敏锐，可以快速、明确地提供讯息，让我们知道食物是否值得吃、是否吃够了。你会发现，哪些是自己喜爱的食物，哪些可以少吃或是不喜爱吃的食物。

一旦开始留意味觉的经验，你也许会发现有些食物（特别是不健康的食物），并不如你想象的那么美味。也许你会觉察到加工食品的化学味道、过甜过咸的食物，不如它们所宣传的那么好吃。你可能因此喜欢上健康全谷的味道、少了人工添加物的自然味道，以及新鲜蔬菜的鲜美味道，因而倾向选择较健康的食物。

当你持续培养自己的内在美食家，你会逐渐摆脱对高糖高脂食物的依赖。在参加我的工作坊前，很多人告诉我："我依赖食物。遵循减重饮食不吃这些食物时就还好。但是一旦吃了些许，我就会失控，完全不知道如何停下来。"这种心态会创造出一个"除非多吃不然不会感到满足"的错误信念。通过允许自己少量摄取这种食物（同时完整地享受它们），你会开始重拾对它们的控制权。你也许会很惊讶地发现，你不再想要多吃过去自己戒不掉的食物，且这一点越来越容易做到。

若能够正念觉察味道及味觉满足感，你会：

·知道什么时候停止进食：味觉觉知提供你快速及明确的讯息，让你在盲目且过量进食前，提早对食物说"够了"。

·不再吃不喜爱的食物：有一位男学员总在工作休息时间吃一大块巧克力棒。他在我们的"最喜爱食物的饮食练习"课程中带来了巧克力棒。他咬了两口后便放下了。在大家相互分享时候，他有点惊讶也有点难过地说："我想我不再喜欢它们了！ 焦糖太甜、巧克力太油腻，唯有花生还可以——但是我不需要为了花生而吃整个巧克力棒。"

·停止追逐味道：当你为了第一口的特殊美味，而持续地吃喜爱的食物（特别是那种浓郁、甜、高脂的食物）时，你就是在追逐味道。与其吃了几口后开始追逐味道，不如通过正念练习来觉察味道及满足感什么时候开始消退。

·掌握诱惑性食物：你可以在适量吃了任何诱惑食物后就选择停止。你可以从少量的食物中获得更大的满足感。这就如一些人会慢慢品尝一杯高质量的红酒一样，他们不会不经意地喝太多。

留意你的味蕾：味觉满足感量表

你可以使用一到十分的量表来进行味觉感的练习，这与饥饿感的量尺不同。在这个量表中，数值会根据每一口的反应上下起伏。

也许这一口很美味，量表上有九分或十分。然而，几口之后你的味蕾开始疲乏，分数接近五或六。接着你吃了几口其他的食物，让味蕾接受不同的刺激。再次回到第一种食物时，可能再度享受几口食物的美味（也许只有七分或八分）。当你的饥饿感及味蕾开始说"够了"，你会对所有味道皆感到疲乏。

回忆第四章，你会记得味蕾经历两个阶段的疲乏。第一阶段在几口以后来得相对快速，第二阶段则是在吃了大部分食物后才发生。这个阶段后，味道的影响变小了。一个大分量的三明治最后几口是什么感觉？一整颗烤马铃薯？一个 260g 的牛排？当然，就算闭上眼睛你的嘴巴还是可以辨识这是什么食物，除非你非常非常饥饿，否则，你可能不太能品尝到它们的味道。

运用这些练习

练习 11 会使用巧克力来建立饮食质量及满足感的基础。练习 12 建议用最喜爱的点心食物来培养你的内在美食家。练习 13 进展到较有挑战的食物，如炸物。练习 14 引导你将内在美食家带到餐厅、派对或自己的厨房中，进行完整一餐的练习。你可以给自己多些时间——尝试这些练习，持续练习并终身善用你的内在美食家。

饮食练习 11：吃巧克力

回想起第七章的练习 6，你曾吃下几颗葡萄干？那是怎样的经验？当下的这颗葡萄干与前面一颗味道一样吗？你是否已经发现不想吃第四颗葡萄干？如果是的话，你已经体会到简短的味觉觉知体验以及它能升华食物关系的力量。

在这个练习中，你将使用同样的觉知来体验一种甜食：巧克力。你也许好奇：为什么是巧克力？为什么不先从不那么诱人的食物开始？其实你已经从不那么诱人的食物开始了——葡萄干。你现在可以体会在一个较容易形成焦虑及渴望的食物上所展现的力量，这让你真正了解味蕾是你多么强大的伙伴。

运用以下指引来选择甜食：

·选择一个美味诱人的巧克力。一开始你也许想要避开手工或刚出炉的甜点，选择质量较差的甜点以免自己"停不下来"。

·如果你不喜欢巧克力，也可以选择另一种零食。选择一种你在尝试减重或想控制饮食时，自认为不能碰的食物。

·如果不选择巧克力，也尽可能选择较简单的食物，而不是复杂的食物。食物中包含的味道及口感越多样化，诱人的程度就会越持久。我们最终仍需要逐渐尝试复杂的食物，但是目前这个练习则是越简单越好。

练习：品味巧克力

一旦选好巧克力甜点，你就要准备好运用所有的感官来体验它，尤其是味蕾。这个过程与第七章正念吃葡萄干的经验很相似。不同的是，你现在已有更多的经验。

一、将一小分量的甜点放在面前，可以在自己想吃的基础上多摆放一些，避免放太少。一个中型布朗尼蛋糕或一大块饼干就足够了。

二、把甜点分成四或五块，或使用四到五块巧克力（一块可以吃两口）。

三、找到一个稳定的坐姿，闭上眼睛，用几个深呼吸让自己平静下来。

四、睁开眼睛并拿起其中一块甜点。看着这块甜点，就如你从来不曾吃过或看过它一样。你觉察到什么？它的外观是怎样的？闻起来如何？碰到嘴唇时有怎么样的感觉？

五、继续闭上眼睛，拿起其中一块甜点，将它放在嘴里，用舌头让它在嘴里移动，留意它的感觉及味道。

六、慢慢地开始咀嚼。你正使用嘴巴哪个部分来咀嚼？开始咀嚼时，它的味道如何变化？味觉满足量表分数多高？在吃完第一口以后，它的分数有哪些变化？

七、觉察想要吞咽的冲动，这个冲动是怎样的感觉？它大部分是出自习惯。只要自己还能够从这小口食物中体验到愉悦感，就尽可能尝试抵抗吞咽的冲动。留意你的想法和情绪，你是否会因此感到罪恶，当这一小口的愉悦感减低时，可以选择吞下。

八、两到三个深呼吸后拿起第二块甜点，再次将眼睛闭上，闻它，放在嘴里完整地体验它的味道，并留意味觉满足感量表的分数。你的量表分数可能与上一次持平、上升或下降。再次抵抗吞咽的冲动，一直到你已完整地体验全部的愉悦感。这跟第一块甜点有哪些相同之处？ 有哪些不一样之处？ 食物吞下后，嘴巴里有哪些残留的味道？深呼吸。

九、拿起第三块甜点，进行同样步骤，根据你的满意程度打分，并思考你的评分依据是什么？ 这一块与前面两块甜点有哪些相同或不同之处？

十、拿起第四块甜点时，先睁开眼睛停顿片刻，问自己是否真的想要继续吃更多。深呼吸，判断自己是否想继续吃。留意自己如何做这个决定。是否因为这个食物对你来说仍是有吸引力的？ 或是你正尝试追逐味道，想要找回嘴里第一口食物的愉悦体验？ 如果你决定吃这最后一块的甜点，可以用正念的方式引导自己吃下它。

十一、结束时，把觉知带回呼吸。进行两到三个深呼吸，把觉知带到身体然后慢慢张开眼睛。

十二、这个经验跟你平时的进食习惯有哪些相同或不同之处？ 甜点的味道是否跟你所预期的不一样？ 有哪些惊喜出现？你留意到哪些味道？ 每一口有哪些变化？进食时留意到哪些想法及情绪？

十三、理解这个食物。虽然它是一个甜点，但也要关注它的热量。你所吃的部分含有多少热量呢？你也许会感到惊讶！想想它的营养价值（我们现在知道巧克力其实有着特别的健康好处），它的原料从哪里来？哪些人负责耕种这些原料，创造了这一小块令人愉悦的食物？它如何从产地被运送到商店，最终呈现在你面前的呢？带着好奇的觉知来反思这一切。

反思

我想，你已发现这个练习会让你自信地开始说："够了。"你可以在任何你选择的食物上进行这个练习。也许你想要先从比较安全的食物（简单而不是复杂的味道）开始练习。然后，你可以慢慢地练习其他的食物，注重的是体验的质量，而非食物的数量。

饮食练习 12：挑战最喜爱的零食

建议你在巧克力练习一两周后，再进行这项练习，让自己有足够时间建立更多信心。现在，你可以用同样的方式体验你喜爱的零食。也许是咸脆的薯片或是其他种类的甜食。这是你的选择，重点是选择一个你认为自己会充分享受的食物。

练习：挑战最喜爱的零食

一、将一小份的零食放在面前，比如四五片薯片或四五块一口大小的零食。

二、用新鲜的眼光看这些零食，就如你从来不曾看过它们一样。你觉察到什么？它长得怎么样？尝试感受它的特别。

三、拿起一小块，闭上眼睛，闻它的味道，体验它碰到嘴唇时是怎么样的感觉？

四、温柔地放在嘴里，用舌头让它在嘴里移动，抵抗想要咀嚼的冲动，留意在开始咀嚼前有哪些感觉及味道。味觉满足量表分数几分？

五、开始咀嚼，并体验它的味道。开始咀嚼后，它的味道有哪些变化？味觉满足量表分数现在又是几分？继续咀嚼后分数有哪些变化？你正使用嘴巴哪个部分来咀嚼它？什么时候开始出现吞咽的冲动？这个冲动是一种怎样的感觉？吞下食物后还有哪些感觉及味道？

六、睁开眼睛，拿起第二块零食，用同样的方式吃第二及第三块食物。真正地享受这些食物，持续留意味觉满足感量表分数的变化。

七、拿起第四块点心时，先睁开眼睛停顿片刻，问自己是否真的想要再继续吃更多。你如何做这个决定？是什么东西吸引你继续吃零食？又是什么让你想要停止？如果你决定吃这一块零食，可以运用同样的步骤并尽可能享受它。如果你还有剩下的零食，用同样的方式留意你对这一块食物的渴望，然后按照你的选择继续或停止。

八、结束时，想想看自己学到了什么。相较于第一个练习，这个练习是否有新的发现？ 你是否对于这个熟悉的食物有新的发现？

反思

当你更有自信时，你也许想要在不同的情境下体验这些喜爱的食物（在家里、餐厅或工作场所）。令人惊讶的是，餐厅可能比家中更安全。餐厅这个场景的确比较难以专心，但是好处是，食物分量是固定的。你不能像在家中随时打开冰箱，吃掉剩下的冰激凌。另一个选择则是购买一小份喜爱的食物。举例来说，从糕饼店买一块饼干然后带回家吃。或是买小包装而不是家庭装的薯片及饼干。不管你决定在哪里吃零食，你都可以尝试真正地留意味道及当下体验的质量。我想，你会很惊喜地发现，你越来越能战胜饮食失控了。

饮食练习 13：挑战高脂食物

这一阶段我们着眼于你在减重时不会想碰的食物，你可以选择吃薯条、炸鸡、洋葱圈等。

练习：挑战高脂食物

你可以在家中或快餐店进行这项练习。花些心思想想如何选择地点、时间，以及当下有多饿（建议不要选择在过度饥饿时练习）。我建议第一次先选择独自练习。

为了这个练习：

一、选择一小份食物放在面前，可以是几根薯条或几块炸物。

二、按照前面两项练习的步骤，慢慢享受每一口，尝试留意是什么特质让这类食物这么诱人。是脂肪？ 清脆的口感？ 咸味？ 味道？ 尝试辨识味蕾什么时候从"哇，真美味"转换成"咦，好油腻喔"。相信我，这一定会发生的。无论什么时候吃这些食物，最终你总会遇到食物味道太油腻、太咸或不再诱人的时候。

三、此时就可以停止进食。留意味觉满足感量表分数什么时候减少，什么时候该停止吃热量这么高的食物。留意当下浮现的想法、情绪及经验。

反思

留意不同食物的油腻程度及其质量与数量，例如炸鸡与烤鸡、瘦肉与肥肉的差异。你是否认为高脂食物的口感值得你摄入它所带来热量？肯德基炸鸡胸肉如果去掉油炸外皮，热量会从350kcal下降到140kcal。但问题是，去掉油炸外皮后，你还能否享受这块鸡肉的美味？如果不行的话，那为何不只吃半块连皮鸡肉，这样热量的摄入与去皮的整块鸡肉差不多。然而，一些高脂肪的主食热量可能高达 1000kcal。它们的味道值得让你吃下这么多的热量吗？你可以参考《吃这个，不吃这个》(*Eat This, Not That*) 这本书，然后在同一个餐厅中比较健康及不健康的食物，它们之间的主要差别在于脂肪总量不同。书中显示，干酪蛋糕工厂鲜虾意大利面 (*Cheesecake Factory Bistro Shrimp Pasta*)（听起来很营养对吧？）含 2800kcal 的热量和 77g 饱和脂肪酸；玛格丽特比萨含 609kcal 的热量和 13g 饱和脂肪酸。你该如何选择？是在爆米花上多加还是少加奶油？是选择高脂沙拉酱还是高质量的低脂酱？是去脂、低脂还是全脂优格？ 阿比火腿瑞士干酪三明治含 268kcal 和 8g 脂肪。超级生鲜三明治则含 779kcal 和 45g 脂肪。了解高脂食物的影响，可以帮你做出合理选择。当然，在某些情况下，两者差异不大，这时你也许可以选择享受浓郁的满足感。

饮食练习 14：培养你的内在美食家

如果你已经能留意如何重质而非量，那么，你可以开始挑战任何一种易成瘾、易致胖的食物。不妨将这个练习运用在牛排、酒精、意大利面、面包或其他令你放纵的食物上。你也可以尝试相对不熟悉的食物。特别是在面前有很多食物选择的情况下进行这个练习会很有帮助。

练习：品味任何的食物

请看着餐盘并选择最吸引你的食物，然后：

一、迷你静坐，运用几个深呼吸将自己的状态稳定在当下。

二、用全部的感官来体验这个食物。仔细观察为什么这个食物看起来那么诱人，然后动用你所有的感官特别是味蕾，来细细品味它。

三、慢慢地咀嚼，留意味道如何变化。

四、思考：吃这个食物，你的愉悦感有增加吗？ 再来一口呢？味道及满足感什么时候开始变得没那么好？ 满足感什么时候转变成不愉悦感？ 不要忘记，除了味道觉知，你还可以在过程中留意饥饿感的变化。

五、允许自己停下来。你可以把食物收起来或放到一旁，如果可能的话，也可以将剩下的食物打包带走。

反思

你可以将对某种食物的专注练习，延伸到对类似食物的比较。不同种类的意大利面或面包比较起来有什么不同？ 不同种类的苹果呢？ 是哪些味道、质地让你被某种啤酒或红酒吸引着？ 是否有哪一种味道留存较久？ 你是否渴望某些食物或饮品的味道能够停留较久？

尝试留意复杂食物的味道。你可以花多少时间享受千层面？你需要很大的分量吗？你可以尝试在带配料的冰激凌或各种配料的比萨上进行这项练习。

你可以在你很饿以及半饱的时候探索食物的味道。觉察同样的食物在不同饥饿程度下的不同味道及味道存留时间。

留意自己在社交场合时的表现。你是否可以在与朋友聊天同时留意到食物的味道？ 社交及其他让你分心的情境，如何协助或干扰你享受食物的能力？ 持续实验，将你所学应用在更多样化的食物及情境中。

在我的工作坊中，有一位年轻女士很兴奋地跟我分享了她前一天晚上的经历。她参加了小区电影播放会后的聚餐。她过去会因为"太多危险食物摆在面前"而感到焦虑。这一晚她走到聚餐地点，期待着高质量的开胃菜，吃了一些以后，她发现自己开始观望甜点餐桌，她告诉自己在离开前可以选择一个最吸引自己的甜点，然后充分地享受每一口。

花生酱饼干特别吸引她，因为它们看起来很软、手工制作，像她母亲多年前所做的饼干。

但是，这些饼干都太大份了。她拿了半块饼干，走到安静的角落，享受它的美味。

每一口都如她预期的一样美好，她想要吃更多，就走回餐桌拿起剩下的半块饼干。

因为担心这会引发一连串的贪吃行为，她把饼干包在纸巾里。她走到车上，坐在车里，决定再吃一口。这一口的味道和前面那一块一样美味，然而第二口就没那么美味了。到第三口时，她已经完全感受不到愉悦，味蕾似乎已疲乏。因此，她把剩下的饼干打包放入包中，打算隔天再吃。

第二天，她已经不想再吃这块饼干了。她扔掉饼干，但她感到自己胜利了。味觉的经验有一部分来自陈旧回忆的感动。少了这份感动，吸引力就消失了。我自己也有类似的经验。例如，在度假时与家人聚餐，或是品尝食堂餐厅的特色前菜的前几口时，我常常会想：如果当下多吃一些，我还能像现在这样享受它们吗？很可能不会。

Q：我必须随时启动我的内在美食家吗？

不，你并不需要这么做，毕竟不是每一餐都是美食，也不是每一种食物都值得慢下来品尝。你在开车路程中停在便利商店，但店里最好的餐点（不管是三明治或是谷物棒）并不值得慢慢品尝。你可能只是因为食物能量而吃下它，知道自己需要吃剩下的半份来维持下午的体力。正念包含很多不同的元素。虽然你可能觉得不值得利用正念来觉察这个食物的味道，但还是可以留意饥饿和饱足的讯息，或是所吃下的食物能量。

下一步

经过练习，你将越来越能培养自己的内在美食家，更能自动地留意味觉觉知，从而更加享受食物。同时，你也能觉察到特定食物吸引力消失的那一刻。你也许会像那位女士对饼干一样，发觉味觉饱足感竟然可以延续到隔天！你也许会变得更挑剔，发现有些食物除非当作热量来源，否则并不值得一吃。当你学习享受更具营养价值、无添加物的食物后，你可能发现这些味道越来越吸引你。和其他饮食练习一样，随着时间的推移，留意味觉满足感及饱足感的练习将帮你塑造一个平衡且具有弹性的饮食习惯。

Q：留意内在美食家是不是代表我总是要慢慢地吃？

当你熟练掌握"正念"时，你依然可以在原有进食速度下感觉食物的味道。这不是另一个"非这样不可"的规则！它只是另一个协助你享受餐点及点心、避免过量进食的有用的工具。

第十章　开心享受！但不一定要吃完

我们都曾有过吃撑了的体验。虽然这个撑饱的感觉似乎很快速且无预警地出现，但事实上并非如此。有时候，在吃了几口点心或餐点后，味蕾会释放出满足感讯息，但我们的身体还没感到饱足。在这一章，你会学习如何留意第四章介绍的另外两个过程：

·腹部饱足感：这是由你所吃的食物重量和体积，以及胃排空的速度，共同作用于腹部及周遭器官而产生的感觉。

·身体饱足感：血糖上升及各种生化机制所引起的体力舒适感（或是疲惫及腹胀）。虽然这也可以被当作是饥饿的反面（有一些共同的生理过程），但我们可以尝试分别觉察两者。它会随着食物的消化快速地出现，在一段时间内持续地增加。

我工作坊的一位女学员曾认为自己需要很大量的食物才会感到饱足，因此在吃点心时总是过量进食。通过练习，她发现自己可以只吃一个小谷物棒。10分钟后，她开始感到整体体力的改善，不再像以前那样感到不舒服。

觉察腹部及身体饱足感的好处

如果我们一年只过量进食几次（也许是在感恩节这种节庆家

庭聚餐时），偶尔吃下过量的食物不会造成问题。

经常性的过量进食才是问题所在。一旦你开始觉察腹部及身体的饱足感，你就可以停止进食。你会有以下改变：

更轻易地减重。如果你总是吃到撑，就会持续摄取超过自己身体所需的热量，体重就会慢慢地增加而不是减少。如果你总在节食（好的行为）及暴食（坏的行为）中轮替，觉察腹部及身体的饱足感，会协助你在进食过量前停下来。

你会感到更满足，并且这种感觉会更早出现。身体饱足感通常在几分钟内就会出现。我的先生患有糖尿病，他吃了一两块饼干或喝点果汁后，可以在几分钟内从感觉头昏发抖变得感觉良好。你的变化不一定那么戏剧化，但是经过正念训练，你会更轻易且更早地在进食时留意到身体的变化。

你会在过度进食前停下。过量进食而导致不适的情况很常见。我们可能因为不想浪费食物、有人强迫我们进食或认为吃得撑饱才算满足，因而忽略早期饱足感的讯息。这个章节会协助你在满足而不是不适或饱撑时就停止进食。

你可以很快地学会及培养这些正念技巧。无论你目前的进食有多么失控或体重有多超重，你一定可以觉察内在腹部饱足感及身体整体的饱足感。有些人会发现觉察的过程较简单，而有些人会比较困难，但是我从未遇到无法觉察的人。

饱足感量尺

你会以觉察饥饿感同样的方式来觉察你的饱足感，即使用十分量尺。量尺上的一分是"一点都不饱"，十分是"非常饱"。"中度饱足"或"足够饱足"因人而异，但是大致相当于六或七分饱。这是腹部开始感觉撑大的时候。在这种状态下，你可能不会想要出门进行激烈的运动，但散步并不会感到不适。

你会结合饥饿感量尺一起使用你的饱足感量尺。用餐时，你的饥饿感会下降，饱足感会增加。用餐后，随着时间的推移，你的饱足感会下降，饥饿感则会增加。然而，这两个量尺并非连续的两端，它们代表着身体及大脑不同的生理过程。

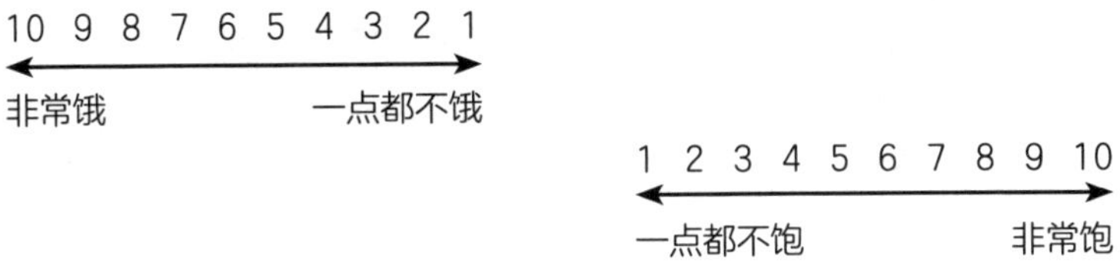

```
10 9 8 7 6 5 4 3 2 1
←——————————————————
非常饿          一点都不饿
```

```
          1 2 3 4 5 6 7 8 9 10
          ←——————————————————→
          一点都不饱        非常饱
```

图 10-1：饱足感量尺

从图 10-1 可以看出，两者有所重叠。因此，在吃完小点心后，我可能不再感到饥饿，而是处于半饱状态。

运用这些练习

　　练习 15 要求你快速喝下大量的白开水，这有助于你确认腹部和身体的饱足感。这两者都是实现平衡饮食的重要标尺，你需要学会分开辨识它们。练习 16 主要集中在身体饱足感上。给自己几天的时间体会练习 15 后，再开始进行练习 16。你会发现，自己可以在一天之中多次运用这两个练习。

饮食练习 15：喝下一罐 500ml 的白开水

　　这个练习协助你分辨腹部饱足感（腹部撑大及饱足的感觉）及身体饱足感（养分进入血液所带来的整体体力舒适感）。当你快速喝下大量的白开水时，你的胃会被充满。由于白开水不含热量，不会影响血糖水平，因此你能更清晰地辨识腹部饱足感。

　　请准备一个装满白开水的 500ml 左右的水壶或相同水量的杯子不妨在空腹好几个小时后再进行这项练习。虽然这不是必须的，但你也可以刻意让自己稍微感觉口渴，这会让大脑及身体对于喝这么多的水感到兴奋。快速将水喝下，并尽量让水停留在胃部。虽然这可能会让你感到不舒服，但这正是此练习的目的所在。

练习：如何喝水

准备好水杯或水壶后：

一、闭上眼睛，深呼吸。

二、察觉腹部饱足感的感受。用一到十分的量尺评估自己的饱足程度，开始前你的腹部饱足分数是几分？留意所有让你评估饱足程度的感受。

三、快速地喝下半瓶水壶水或一杯水。

四、再次感受饱足程度。利用同样的一到十分量尺，感觉现在有多饱？分数如何变化？哪些经验让你决定这个分数？

五、尽己所能快速地喝完剩下的水。

六、再次利用同样的一到十分量尺为自己的饱足感打分。你的分数有哪些变化？喝水如何影响你的饱足程度？

反思

你大概会和我的大部分的学员一样，发现喝下这么多的水会让你快速感到不适，这正是练习的重点。如果你把白开水的体积与一般食物相比（两到两杯半），差不多就是一碗汤、两个餐包和一份小沙拉的分量。经过练习，你可以在用餐时更早察觉到腹部饱足的感觉。

当你将训练应用于平日的饮食经验时，你可能会发现自己更倾向于把饱足形容成"稍微饱""中等饱"或是"非常饱"。有些人很快就能掌握这个技巧，说"中餐吃到一半时，我有五分饱，然后我就继续吃，一直到七分"。另外一些人则发现自己在区分六分及七分或三分及四分之间的差别时感到困难。刚开始，一到十分的量尺可以协助你察觉饱足感细微的变化，避免你自动地吃得过多。一旦你可以察觉这些身体感觉，你就已经具备了所需的自我觉知。

在平日用餐时尝试这个练习时，你也许会发现一些特定的习惯模式。有时候我的学员会告诉我，"我总是要吃到十分饱"。吃早餐的时候，你会吃到十分饱吗？不会，你大概较早就会停止，而且感到满足。同样的，你可以在每次用餐时都这样做。随着你越来越熟练，你甚至可以挑战自己，提前决定想要达到的饱足程度。举例来说，你可以在吃点心时决定只吃到二三分饱。相反，如果你准备坐下来吃晚餐，可以选择吃到六七分饱。尝试以一种探索、好奇、具有弹性的心态来进行这个练习，而不是把它当作鞭策自己的方法。

玛莉安是我的正念饮食团体中的一位学员，她有着每周暴食好几次的饮食模式。她曾在课堂上分享自己决定在五分饱时就停下最终却吃到七分的失落感。然而一位女士站起来说："玛莉安，你在一周内就能察觉五分与七分的差别。太棒了！"

饮食练习 16：享受一份小点心，并觉察身体饱足感

现在，你可以准备好学习察觉身体饱足感的感觉。你可以选择一份小点心。这个点心的分量必须够小，不足以让胃部有沉重感或完全被填满。它必须含有快速吸收的糖类，以便让你的血糖快速上升。你可以选择巧克力棒、两块饼干、一杯柳橙汁等。注意控制总量在 150~200kcal。如果你有糖尿病，可以选择跳过这个练习，因为你可能已经熟悉低血糖时吃下这类食物的感觉。

你可以选择在自己感到稍微饥饿的时候再吃这份点心，比如在距离上一餐好几个小时后。但请避免在准备吃下一餐前进行这个练习。

练习：如何享受你的点心

一、将点心放在面前：闭上眼睛，静坐。

二、感到专注后开始察觉身体的感觉：目前你的生理饥饿感是多少分？你是如何知道的？请觉察所有让你决定这个分数的感觉。

三、接着，吃下一半的点心：检查腹部饱足感的分数。这次和白开水练习不一样，你可以先稍等 5 分钟（10 分钟更好），再继续吃剩下的点心。你可以选择先做点别的事情，可以选择设定

闹钟避免自己忘记回来进行练习。

四、再次检查：通过静坐，观察自己的体力、情绪、整体舒适感有哪些变化？ 饥饿感有哪些变化？腹部饱足感有哪些变化？使用同样的十分量尺，你是否发现了身体饱足的感觉？ 请记住，腹部饱足感与身体饱足感是不同的。当糖分被吸收后，你的身体饱足感增加，但是随着点心或饮料排出胃部，你的腹部饱足感反而下降。相较于刚吃下点心时，体会是哪些身体感觉让你决定了这个分数？

五、将剩下的点心吃下：持续觉察身体的感觉。

六、在接下来的 5~10 分钟持续觉察，再次以同样的量尺为腹部饱足感及身体饱足感评分：它们有哪些变化？ 这小份食物如何影响你的整体感觉、情绪、满足感？ 这些感觉彼此之间有什么不同？ 20 分钟后又是如何呢？

反思

你学到了什么？ 你是否感觉可以开始察觉腹部及身体饱足感的不同？ 身体饱足感与其他感觉（例如疲倦或无聊）有哪些不同？ 如果发现这些感觉的差异太细微，你可以尝试使用较大份的食物。大餐后的饱足感特别明显，在用餐后 20 分钟（甚至更久）都还持续存在。腹部饱足感会在食物从胃部排空后慢慢消失，但是身体饱足感仍然明显。持续练习一段时间后，你就能清楚地分辨出它们之间的差异。

饮食练习 17：探索不同种类的食物如何影响腹部及身体饱足感

选择三种能量（或热量）差不多的食物，以 250~300kcal 作为目标。在挑选时，尽量确保这些食物在纤维质、糖分、营养价值等方面存在较大差异。

可以选择三种食物：

一、高纤维食物：轻轻涂上奶油的微波爆米花。注意：一般电影院的爆米花热量相对较高，建议使用自制、有热量标示的爆米花。

二、高糖食物：大瓶（600ml）果汁。注意：不需要像之前的练习一样快速地喝完。

三、复杂性食物：一种含蛋白质的健康主餐食物。如之前提到的冷冻餐点，因为它们明确标示了热量。

你也可以自行组合食物，但是要计算及比较各种食物的热量。

你可以利用三天的时间完成这个练习。每天尝试一种食物，看看它如何影响你的腹部及身体饱足感。你可以在固定时间段进行练习，比如中餐时间或下午时段。在进行实验前，让自己保持中等的饥饿程度，以便有足够时间来评估吃下的食物。如果无法连续三天进行练习，至少在同一周内完成。否则，你会发现自己很难记得并比较不同食物带来的不同体验。

练习：如何探索不同的食物

一、进食前检查自己腹部及身体饱足程度。

二、先吃下一半的食物，感受自己的饱足程度，并打分。在这项练习中，不需要依照这个分数决定是否停止进食。5分钟后再次体会自己的饱足感。

三、餐后5~10分钟，再次觉察腹部饱足感和身体饱足感。在接下来的一到三个小时持续检查，你可以把观察到的经验记录下来作为提醒。

隔天以同样的程序用第二种食物进行练习，第三天再用最后的食物进行练习。

反思

爆米花可能会在一开始让你感到很饱，但饥饿感可能会在一两个小时后迅速出现。大杯果汁可能不抗饿，却能迅速提升你身体的愉悦感（或者你也许会渴望吃更多食物）。另一方面，糙米饭及蔬菜，虽然腹部饱足感没那么高，但比起爆米花能让饱足感维持更久。这类食物与其他食物含一样多的热量，却提供了较复杂的营养素。餐点里不同的成分，也需要不同的时间来消化。

饮食练习 18：察觉持续进食冲动的原因

当腹部及身体饱足感增加后，你还是会有想要继续进食的冲动。发生这种情况时，尝试察觉持续进食冲动的原因。是否有人强迫你吃更多？ 或许你是因为不想要让厨师失望？ 是否落入"自暴自弃"的心智陷阱，或是对于浪费食物感到不安？

练习：学会自在地把剩下的食物打包

一、取比你想吃的分量还稍多一些的食物。

二、在用餐的同时，感觉饥饿感、腹部饱足感及味觉满足感的变化。

三、一旦你觉得已经足够，就停止进食。放下餐具，若在接下来的 5~10 分钟你依然想吃，可以允许自己再吃一些。

四、留意你的想法及情绪。你的脑海浮现哪些想法？如果出现抗拒情绪，去察觉这些感觉的来源。

五、你可以把剩下的食物打包，稍后再享受，也可以将其作为厨余垃圾进行回收处理，而非在此刻将食物一股脑塞到肚子里。

反思

你会发现，想要继续进食的冲动往往不是因为身体满足感，而是因为盲目。这种盲目从哪里来？很有可能是因为小时候父母总是规定你一定要把餐盘清空，这些信念如何影响你的觉知、满足感和体形？其实，这些信念一点都不管用，对吧？你可以考虑用以下方式来改变想法：

即使是多吃三口主食、小菜、甜点，也会为你带来额外的100kcal左右的热量。如果你日复一日、每餐都这么做，这些额外的热量累积起来等同于你想要减掉的那5kg体重。这些小分量的食物也许不足以构成一餐，但积少成多，却可以成为令人满足的午餐。与其现在就塞进肚子，不如之后再享受。

在餐厅用餐时，如果发现餐点分量比自己需要的还要多，可以提醒自己打包回家。比起现在就把餐盘清空，打包会帮你获得更大的满足感。

请记住，厨师端出的分量是为一般客人所设计的。有些人胃口比较大，有些人胃口较小，而很多人则处在两者之间。厨师无法知道你的身体需要多少食物，也不知道你有多饿。你只需请服务员代为转达你对厨师的赞赏，就不必担心留下这些食物会让厨师不悦。

很多人在亲戚鼓吹他们多吃一些时倍受挑战。有些人会编造善良的谎言："很抱歉，我很晚才吃午餐，现在不太饿。"有些则只吃一小份，然后把剩下的带回家，饿的时候再吃。你需要清楚知道你婉拒的行为和食物或对方完全没关系。

吃自助餐时，你可以放下"吃够本"的心态。与其尽可能多吃些，不如把它视为少量品尝多种食物的机会。

你也许会发现，某些情境比较有挑战性。随着觉知的增长，你可以更轻易地创造出转变自己想法的方式。

下一步

如果你还未做到这些，你现在可以回去填写第六章的"一天时间的圆圈"以及平衡饮食清单。我想你会看到自己的进步。

当你培养了辨识饥饿感与整体饱足感的能力、了解两者如何重叠、让它们合作协助你进行饮食的抉择时，你就更能察觉不同种类的食物所产生的不同经验。你也会更容易察觉到饥饿、腹部饱足及身体饱足感，如何影响你对于吃什么、吃多少的决定。

就如饥饿感觉知练习一样，你会发现，在不受干扰的时候，你能较轻易察觉腹部饱足以及其他饱足的讯息。在某些情况下，你甚至很难察觉到逐渐进展的腹部及身体饱足感。不要放弃。通过持续地练习，你会觉察哪些干扰（电视、黑暗的电影院、精彩的对话）让你无法集中注意力。

举例来说，我发现电影院的爆米花就是如此。我宁愿把注意力集中在电影和爆米花两者中的其中一个。然而，很多人却告诉我——电影院不能少了爆米花。现在，他们意识到走进电影院后，很可能吃下整桶爆米花。记住这点后，他们就会点较小桶、较少奶油的爆米花。有时候他们以爆米花代替晚餐，或选择晚餐时少吃一些。你也可以做出类似的决定。

第十一章　告别焦虑！不再执着热量

现实中，你可以减少挣扎及自我批判，自在地决定该吃多少食物。

也许你有时候会注意热量，有时候则不会。在尝试减重时，你也许曾经过度谨慎地把每一分热量都记录下来。在非减重期间，你可能对热量视而不见。热量可能会让你感到焦虑。你也可能质疑，关注食物热量是否为正念或平衡饮食的一部分。

然而，我们完全不必害怕热量，它们只是藏在食物里的能量，供身体所需。有些食物能量比较高，但只要保持食物整体的健康平衡，就未必会导致发胖。了解食物的能量，会帮助你减少对热量的焦虑，协助你做出明智的决定。

平衡食物能量觉知的好处

建立食物能量的觉知，能帮助你：

·揭露增重的隐藏原因：不晓得自己吃的食物的能量，就像是要维持预算却不看价格。借由了解各种食物所含的能量，你可以做出更合理的饮食选择，以助力减重。

·避免过度饥饿引起的过度进食：你会知道，该吃多少来避免下午或一整晚的过量进食。

·建立一个含有你喜爱食物的饮食计划：与其节制自己，把很多喜爱的食物归类为违禁食物（反而经常破戒），不如真正享受这些美食（分量也不需吃太多）。

·寻找一些增加体能活动（燃烧更多热量）的方法：这些方法令人满足、有成就感且容易坚持。只需每周多花几个小时就能增加代谢率，让你感到更健康。你可以找出增加活动量的方式，比如走楼梯而不是乘电梯。利用计步器来检视平日步数，然后尝试每周将步数增加一至二成。尝试参加一些运动课程并找出自己喜欢的运动，给自己一年的时间试验不同的运动计划。小心不要掉入"补偿效应"的陷阱（我运动了，所以可以再多吃一份）。

你会发现，我并不推崇遵循一成不变的规则。在保持相同运动量的情况下，若要减重的话，的确需少摄取一些食物能量，但是你可以做主，从饮食计划中减少哪些食物。关键就是不盲目跟随某个特定的饮食规则。你可以思考如何在自己身上应用这些知识，然后与你所学的内在智慧工具做结合。比如，虽然白吐司的热量比奶油吐司少，它会令你满足吗？你会想要吃吗？

涂上一点果酱的吐司呢？只用一半量的奶油呢？你如何找到减少热量与满足感之间的平衡？你愿意做出哪些改变，不是一周或一个月而是一辈子的饮食改变？这个平衡点就是内在与外在智慧的交汇点。

通过这种方式，你不仅能获取知识，而且正在培养智慧。

本章节的练习将帮助你以一种好奇及探索的心态来看待各种可能的选择。这能帮你把营养知识看成可以运用的讯息，让你做出更平衡和明智的选择。

Q：我根本就不想计算热量，想要把这些抛在脑后。我还可以执行这个计划吗？

与其把它想成减重饮食或节食的一种，不如这样想，你不是在计算热量，你正在搜集足够的信息来让你做抉择。这是具有弹性的，它让你同时获得营养价值和满足感，且过程中不需自责。让你在不超出食物能量的预算下，小分量地享受喜爱的食物却同时大幅度增加其他食物的分量。如之前提到，与其把每日的（平均）1800~2000kcal 视为限制，不如把它当成每天可以"花"的总量。

运用这些练习

这些练习旨在帮助你建立外在智慧。练习 19 从自己的厨房开始，让你了解最喜爱的食物所含的能量。这刚好延伸到了500kcal 挑战。你会发现，练习 21 鼓励你将食物能量分散到一整天中，可以有效地帮助你处理一天当中的饥饿感觉。然后你可以运用练习 22，做出符合内在美食家且达到营养健康平衡的食物选择。你会学习用新的观点来计算热量，开始自在地选择健康食物，并对你所吃的东西感到更加满足。

饮食练习 19：探索家中的厨房

增加对于各种食物能量的了解，是运用外在智慧很重要的一环。最简单的方法就是探索自己的厨房。

练习：探索自己的厨房

利用一种探险好奇的心态，检视自己柜子里已有的物品。

一、观察盒装包装食品的营养标示。营养标示会列出食物的热量、脂肪热量、总脂肪量、胆固醇及其他营养成分。在这个练习中，你只需注意分量及每份所含的热量。

二、尝试以探索的心态完成练习。不必因为橱柜里的食物而批判自己，以看价格标示的方式来看待热量信息。你不会用价格来批判衣服的好坏，同样的，也不需要用这种方式来批判食物，不需把某些食物设定在禁区。借由了解自己可以吃下多少食物，给原先被你放在黑名单的食物一个机会。你也许会收获惊喜。你会发现自己喜爱的食物，特别是分量比标示更小的时候，所含的热量比你想象的还要少。

三、尝试寻找五样热量比想象还要少且能令你感到满足的食物。两大勺冰激凌也许太多了，但是半杯呢？整包玉米薯片太多，也许一份小碗的薯片刚刚好。只吃几块，是不是更好？

四、从另一个角度来寻找陷阱。尝试至少找出三样热量比你想象还要高的健康食物。很多人落入"健康食物"陷阱，只因为他们认为这些食物热量比较低，因而吃下大分量的健康食物。举例来说，很多人认为坚果是健康的零食，因此把它当成低卡食物不停地吃。然而，一份 160kcal 的坚果只有三汤匙。即使当作小点心，大部分人应该不会只吃了三汤匙就感到满足。所以，来检查一下干果、能量棒、玛芬蛋糕、燕麦片、蔬菜薯片及其他手边食物的营养标示，看看有哪些令人惊讶之处。

五、检查完自己的厨房后，为了增加食物能量知识，你可以在超市以及餐厅（如果居住的地区规定餐厅标示食物能量信息）进行相同的练习。你可以主动去寻找一些和你对热量预期不一致的食物的例子，看看吃半份而不是一份的时候，到底会吸收多少热量。

六、持续从另一个角度来寻找惊喜。思考一下：这个分量能满足我吗？是否存在一个适量能满足我，但是又不会超过我这一天食物能量预算的分量？吃这一分量的食物值得吗？或我其实想要吃更多？

反思

我在自己的工作坊进行练习时，总是发现很多惊喜。很多学员错误地认为，味觉觉知练习所使用的干酪及饼干含有高热量。当我请他们猜测一份食物有多少热量时，他们的答案差异很大，有人认为一片饼干就含有 30~60kcal 甚至更多。然而，这只是一片全麦薄片饼干及一小方块的干酪。每份大约含 20kcal（饼干 9kcal，干酪 11kcal）。很多学员只要吃了三份就会感到相当满足，惊叹说："哇，我现在可以吃干酪及饼干了！"当然，这与盲目地在看电视时或是生气时，把半盒饼干、整块干酪吃完是截然不同的。那种情况下他们摄入的热量可能已超过 1000kcal。

我的一位学员检视了自己每天早上吃的全麦玛芬蛋糕。玛芬蛋糕含有大量的坚果、干果、红萝卜丝还有栉瓜。听起来当然比自己真正想要吃的甜甜圈健康。了解了食物能量后，她感到非常惊讶。玛芬蛋糕含 450kcal，而甜甜圈只含一半。接下来的一周，她允许自己吃甜甜圈，但是后来她发现自己吃腻了，想吃玛芬蛋糕较复杂的口感。因此，她开始只吃半块玛芬蛋糕，将剩下的留到隔天（同时也节省了热量及金钱）。

增加知识的过程中，你可能会遇到以下这些问题：

Q：我要如何知道一份食物或一餐含有多少热量？

当你想要知道未经包装的食物（例如生鲜食品或是餐厅里的餐点）所含的热量时，你有几个选项：

·上网查询：很多手机应用程序、在线资源及网页，都可以提供各种食物餐点的营养信息。很多连锁餐厅会在菜单上（或是网页上）标示餐点的热量。

·购买一本热量工具书：这些工具书列出上百种不同的食物，你可以携带工具书随时查询。

·添购一组量测杯及小型食物秤：分量大小有时不太好估计。四分之一杯、半杯或一杯的早餐麦片到底是多少？ 你的碗可以装多少麦片？ 如果一份是半杯，而你总是盲目地为自己装了一杯，你其实已吃下了两倍多的热量。其他食物的分量以重量来计算，因此你需要一个小型食物秤来衡量它们。这对于所有食物都一样，我们大部分时间都需要工具的帮助。但不需要很执着地使用这些工具，而是单纯地适时使用它们让自己了解就好。

·有根据地进行猜测。某些特定食物种类热量含量很相近。举例来说，你可能不需了解每一种蔬菜或每一种肉品的热量。只需参考表11-1，就能做出相当准确的猜测。

Q：我每次都要根据包装上的份数建议吗？

决定要吃多少的时候，你可以结合外在智慧（每份所含热量）及内在智慧（我有多饿？吃多少才能满足？），再做出决断。你也可以选择一次吃超过一份食物，只需坦诚对待自己。大苹果的热量可能是小苹果的两倍，如果吃一杯而不是半杯麦片，你其实吃下了两倍的热量。一碗意大利面或一碗饭，含有200kcal，但是你也许不需吃那么多。你可能发现半碗意大利面白酱含200kcal，但是四分之一杯低脂的白酱只有60kcal，所以就好好享受它吧!

运用了内在美食家，你也许发现自己吃的量在远远小于一份时就已感到满足。有时候，你可能只需要享受三口食物就能感到满足。几片饼干加干酪，比起标示中的一份（14~16片饼干）所含的140kcal还要少很多。或是只吃含60kcal的两小块高级巧克力，而不是一整份含190kcal的巧克力。

表 11-1：食物热量表

食物类别	分量大小	看起来像	每份热量
非淀粉蔬菜 （莴苣、西红柿、 芹菜等）	生菜 1 杯 （熟菜 1/2 杯）	棒球大小	25kcal
根茎蔬菜 （马铃薯、芋头）	85g （1/2 中型马铃 薯）	鼠标大小	80kcal
豆类 （扁豆、黑眼豆）	1/2 杯	网球大小	115kcal
水果	1 片水果、1/2 颗葡萄柚、1 杯 莓果或瓜果丁	棒球大小	60kcal
蛋白质类 （禽肉、肉类、鱼 类）	85g	支票或扑克牌大小	瘦肉 = 100kcal 中度油脂 = 150kcal 肥肉 = 220kcal
脂肪 （奶油、油脂、美 乃滋）	1 茶匙	指尖大小	34kcal
糖	1 茶匙	指尖大小	15kcal

饮食练习 20：500 千卡的挑战

如果你过去曾尝试减重，你可能曾利用他人设计的方法来控制自己的饮食。根据不同的减重计划，你也许每日限制自己只吃 1200~1400kcal。你也可能需要放弃某些特定食物，尤其是那些你特别渴望的。短期时间内，这可能会让你感到解脱，因为遵循饮食规范能增强你的意志力。然而，由于饮食规则无法教导你如何灵活选择饮食，恐惧、焦虑、挣扎可能会随之而来。

通过设置每日减少 500kcal 热量的目标，你可以决定吃什么、不吃什么。500kcal 只是一个建议的减少热量目标，也是我所推荐一次性减少的最高热量。不是每个人都需要减少那么多热量。如果你的减重目标区间在 10~15kg，减少 500kcal 可能太多了，建议减 200~300kcal 就好。这足以让你每个月减少大概 1kg 体重，同时更能符合长期的食物能量需求。相对的，如果你已成功使用 500kcal 挑战几个月后遇到瓶颈，并且你还想再减 20~30kg，那么你可以再找出并减少几百大卡的热量摄入。

重要的是：由你做主。仔细想想如何无负担地减少这些食物能量。你会从"我不能吃它"的心态转变为"要吃多少才能感到满足？"因此，你不会像过去一样感到叛逆或渴望某些食物，因为你是主动减少自己可以不吃的东西的摄入量。

练习：500kcal 挑战

你可以用一周时间来准备挑战，然后在接下来的几周内持续练习。第一周尽可能选择与平常相似的时间，避开度假、招待访客或经常外食的时候（除非平常就以外食为主）。第一周的目标是留意如何从每日饮食中减少 500kcal（或其他所设定的目标）的方法并考虑减少 500kcal 的各种可能性。这会给你提供更多选项。

一、想想看平常都吃哪些东西，这包含家中用餐及外食。

二、找出从每日食物中减少 500kcal 的方式，辨识出 5~10

种（或更多）可以减少或省略的食物。举例来说，如果将全脂美乃滋换成低卡美乃滋，或以低卡酱取代一般酱，会发生什么？你一天可以少摄取多少热量？或是不用一大汤匙而只用一小茶匙的奶油？晚上不吃一杯而只吃半杯冰激凌？或只吃几口就好？少喝一杯汽水或只点小份而不是大份的薯条会怎样？或是跟其他人分享你的薯条及汉堡？

三、执行计划时，持续运用500kcal挑战工作表来追踪进度。你可以参考下表（表11-2）来决定如何减少这500kcal。也许你可以找出五种方式从平时饮食中各减少100kcal，三餐各减100kcal，然后两次的点心也各减100kcal。或者你也可以找到十种各减少50kcal的方法。方法的数量会依据你一天里的饮食选择有所不同。不过，大部分餐点都可以通过减少特定食物的用量（例如油脂及奶油）来减少热量。

表11-2　食物分配表

日期	餐点/点心	食物	分量	简单/困难（1-7）	剩下热量	总热量
	早餐					
	点心					
	午餐					
	点心					
	晚餐					
	点心					

500kcal 挑战工作表

在每一餐找出至少一个可以少吃或不吃的食物。运用抉择的力量，为自己做出最好的改变。至少花一周的时间来探索各种可能的选项，并在执行的同时也持续尝试寻找更多的可能性。

反思

持续进行 500kcal 挑战的同时，尝试保持一个弹性的心态。并不是要你配合遵守严格的规范，限制一餐或一天中可以吃多少食物。尝试把食物能量预算想象成金钱预算：有些时候你会花较多钱，有时候你会花得较少。大部分减重饮食方法最大的缺点就是不具有这种弹性。再次以金钱管理作为比喻，如果你这个月的预算是九千元，你不会每天都固定使用一千元。我们有时候花得比较少，然后周末逛街时会买新衣服或礼物。同样的，如果决定要减少预算，我们不会很制式化地减少每日的开销。你只要依照每周或每月所设下的热量预算安排饮食就好。但是，如果你希望看到减重成效，这段时间所减少的热量总数，需符合你的热量目标。

也许你会发现，在家中你能够很轻易地只吃半块派。然而，当与父母一起用餐时，你可能觉得吃完一整块派，比起只吃一半然后面对他们的评论来说，要容易得多。团体课程中的一位男士决定减少每天所喝的三四瓶汽水。后来，他发现他每天至少要喝一瓶否则将难以忍受，所以决定减少其他的食物。十周课程结束时，他开始只喝无糖汽水，因为他发现一般汽水太甜了。另一位学员则以低脂牛奶取代半脂牛奶冲泡咖啡，然而这并不能让她感到满足。她后来算一算热量，发现如果每杯咖啡只用两汤匙牛奶的话，她其实可以选择含有 2% 脂肪的牛奶。这样不仅能节省热量，还能保持咖啡浓郁的口感。比起半脂牛奶，这省下了 80kcal，但是只比低脂牛奶多出 15kcal。这是一个较健康、较满足的妥协。但是，如果会议场合中只提供半脂牛奶，她也可以无所担忧地使用它。

这并不是要你"乖乖地"遵守规范，达到减重后回到旧有的饮食习惯。这是帮助你做出可以一直坚持下去的长期改变。为了达到合适的体重，你可以找出一些值得放弃或减少的食物。

饮食练习 21：平均分配食物能量

下午感到饥饿时，你该怎么做？应该忽略饥饿感，忍耐到晚餐吗？或是允许自己吃个点心？吃多少合适呢？

就如先前所说，依据你的代谢速率及体形，你醒着的每小时需要耗掉 100kcal 左右来提供给饥饿的细胞以足够的能量。如果你的每日热量目标为 1600~1800kcal，而每日醒着的时间为 16 到 17 小时，你每小时大概需要 100kcal。体重越重（无论是因为过重、高个子或肌肉量大）的人会需要越多能量。如果每小时的摄入比你所需还要少，可以稍微增加食物的摄入量，或是允许自己感到轻微的饥饿。请记住饥饿可能表示你的身体需要更多的能量。

让我们利用这个练习为自己的进食做出更好选择。

练习：平均分配食物能量

一、为自己设定大约每小时 100kcal 的目标。举例来说，你可能决定早上七点吃一份 500kcal 的早餐。或许这能让你维持到中午。也或许这个早餐太大分量了，因此你决定把早餐的部分水果留到十点的早点心时间再吃。中午你决定吃了一份 400kcal 的午餐，到了下午四点左右，你可能会感到饥饿。如果距晚餐还有几个小时，你可以先吃个点心。

二、留意非用餐时段生理饥饿感的经验。想想上一餐吃什么、几点吃？距离下一餐还相差多少小时？

三、选择合适的点心。举例来说，距晚餐还有四个小时，你决定吃一个 300~400kcal 的点心，然后提醒自己下次如果晚餐较晚吃，午餐就可以多吃一些。与其感到自责，不如提醒自己，这只是单纯为身体提供支撑到晚餐所需的能量。如果不吃点心，晚餐时你可能会饿极了。你会吞下比自己所需还要多的食物。或是你可能开始无法控制地连续进食，这种情况可能会持续好几小时。

反思

　　这个练习不是要你机械化地依照每小时 100kcal 来进食。它的目的是让你接受身体所发出的讯息，允许自己在下一餐前吃下合理分量的食物，而不是为自己想吃更多的欲望感到自责（只吃一片水果或几根红萝卜，可能不足以让你支撑到下一餐）。你仍要留意饥饿的感觉，也要觉察自己的饱足感及满足感。工作坊的学员总是告诉我们，每小时 100kcal 的指引很管用。这告诉你该吃什么、吃多少。

饮食练习 22：多吃或少吃，取代"食物是毒"的想法

　　近八十年来，营养医学科学针对某种食物的好处及坏处，提供越来越多的证据。这创造了健康饮食实证建议，以及重要的饮食指引。这包含美国农业部的官方建议及非政府组织的建议，例如美国医学会及美国营养师、营养与饮食学会，或是一些训练课程如吉姆·高登（Jim Gordon）成立的食物为良药运动（Food as Medicine）。我们在为自己及家人选择食物时，可以参考这些知识。

　　过去几年来，我们被告知因某些原因要避开特定的食物。为了健康，我们被告知需避开反式脂肪酸、糖类、加工食品、红肉及甜点。你也许听过或曾尝试遵守一些建议：

· 永不喝汽水，它们是毒药水。

· 永不吃任何精制糖类，它们是毒。

· 永不吃小麦麸质，会造成全身细胞发炎。

· 永不吃薯片，它让人成瘾，一开始吃就无法停下来。

这些建议很难执行。尤其是如果你刚好喜爱吃面包、汽水或薯片。另一个替代方式就是，在自己与家人的饮食中加入大量健康食物，然后留下一点自己喜爱的不健康食物。

你是否可以在享受喜爱的食物的同时也保持身体健康呢？当然可以，这就要仰赖外在智慧。

练习：多吃或少吃

为了这个练习，你要尝试留意什么时候会出现"食物是毒"的心态，并且学习利用一直以来培养的外在智慧，为自己做出营养决定。为此你必须：

一、花点时间学习营养知识：哪些食物让你健康？为什么？你也许可以考虑用美国农业部的健康餐盘（MyPlate）作为起始点（ChooseMyPlate.gov），这是一群专家利用现有的营养健康知识所设计的。以下是健康餐盘指引的建议：

· 二分之一的蔬果。蔬果富含维生素、矿物质及健康营养素。好消息是：冷冻蔬菜保有大部分的营养价值，蔬果以较少的热量提供更大的体积。

·四分之一的谷类，确保其中一半是全谷类（每日平均）。谷类包含燕麦、糙米、荞麦、小米、薏仁或全麦面粉制品。全谷类包含整个谷物内核（糠、胚芽和胚乳），而精致谷类通常不含糠及胚芽，这是谷类营养及纤维质高的部分。纤维质协助放慢消化、协助控制血糖，提供更持久的饱足感。想要减重的女生在遵循低卡饮食时，以全谷类取代精致谷类，比起没有取代的组别，可以减少更多脂肪。

·四分之一的蛋白质。饮食中蛋白质应占四分之一的比例，每天需要摄入 140~190g 的蛋白质来维持身体健康。植物性蛋白质源于（例如豌豆、黄豆、种子等）含较多纤维质的物质，可以放慢消化速度，增加饱足感。每周选择至少两次以海鲜作为蛋白质的来源，与红肉相比，海鲜含有更多健康的 Omega-3，并且热量较低。

·你可以在正餐中加入奶制品（例如牛奶及酸奶），但尽可能选择低脂产品。奶制品提供钙质、维生素 D、钾、蛋白质及其他健康营养素。低脂奶制品可以降低你的能量摄取，但或许，你会觉得一小份高脂优质干酪反而更令人满足。多做些尝试吧！

你并不需要每一餐都这么做。举例来说，一个营养价值高的三明治搭配沙拉、一碗含较多豆子较少肉的墨西哥辣味汤（或者是素食辣味汤）加上沙拉及全麦面包，都符合健康餐盘指引。金钱预算较有限的学员，担心健康饮食是否可行，但其实不必花大钱就能调整你的正餐。

大部分的学员发现，单靠健康餐盘指引就足以改善许多个人的食物选择。他们发现轻易地就能加入更多蔬菜、减少肉类、增加全谷类、减少精制食物等。

二、利用这些营养知识，为自己设立三个营养目标，这些目标应该符合你的健康状况和个人饮食习惯。这是工作坊学员曾设立的目标：

·每周尝试新的食材。

·设定每周花费在新鲜蔬菜水果的钱，例如每周二十元或更多。

·每天多吃一份蔬果。

·尝试吃全谷意大利面。

·每周至少吃两次全谷类（糙米、红藜麦、干小麦）。

·以 2% 脂肪量的牛奶取代全脂牛奶。

·大幅度减少高糖、高脂甜点及零食的份数及分量。

三、当你成功地实现这三个目标后，可以尝试再设定两个新目标。持续这样做，直到你更有自信地平衡食物摄取，既保持健康又满足味蕾。

四、持续在每日每周的饮食中找出高脂、高糖、高度加工、高盐的食物（尤其是包装、罐装食品）。尝试找到能减少这些食物摄取量的方式。

五、关注与自己及家人健康相关的健康饮食知识。你是否属于糖尿病、癌症、心脏血管疾病、类风湿关节炎或高血压的高风险人群？建立令人满足且容易坚持的饮食模式的同时，也要积极寻找新的信息来预防或管理这些健康问题。

反思

你花了很多年建立起这些饮食偏好及购买的烹饪习惯，因此它们不会在一夜之间就改变。你可以尝试、参加一些课程，并寻找替代方案，逐步向你的靠近。

下一步

你可能会惊喜地发现，自己有许多运用外在智慧来建立与食物平衡关系的方法。即使以往曾尝试过无数次的节制饮食方法，你仍可以找到更细微、更有趣的方式，来让食物配合自己的能量需求。与其仅仅关注卡路里，不如将食物能量作为一个重要的参考指标。刚开始可能不太容易，但你可以自在地让这些选择出现，而不是让它变成一种担忧或恐慌。你也许还会发现，你可以在总热量预算内挪出一小部分，用少量喜爱的食物来安抚自己，就如不超预算的小挥霍。

第十二章　选择真正想吃的，重质不重量

现在你可以尝试做出适合自己、具有弹性的选择。举例来说，在你肚子饿想要吃点心时，你会选择玉米片还是红萝卜条、饼干还是冰激凌？在餐厅里选择凉菜时，蟹肉饼和炸虾子你会选哪一个？你打算和其他人分享还是自己吃完？你最喜爱的快餐店在办优惠活动，你想要加大分量还是决定点以往的餐点就好？

你如何做这些决定？答案是：你正在行使抉择的力量。这章的练习能帮助你做到这一点。你可以把练习分配在几周或更长的时间中，然后依照你的选择重复练习。每一次都以一种探索、自我接纳的心态来进行练习。

你只需停下来思考：

什么吸引我？我真正想要吃什么？这些问题对很多人来说是一种解脱。多年来，他们大部分时间都在告诉自己不应该吃什么、应该吃什么。另一方面，他们盲目地选择任何一种随手可得的食物。本章的练习会帮助你在伸手取用食物时思考：我真的想要它吗？我想要其他的食物吗？哪样食物会让我感到最满足？我想吃多少？它为什么会吸引我？哪些事情在影响我的决定？这些问题帮助我们打破"我应该"及"我不应该"的想法。这些想法总会剥夺饮食的愉悦感："薯条太油了，我应该改点沙拉。""我应该把面前的食物吃完，不然我的朋友会认为我不喜欢她煮的菜。""我应该吃蔬菜，但是我不喜欢青花椰菜。"你的

"为什么"也许很简单："它比较吸引我。"也许较复杂："我很饿。这食物看起来会很饱腹，我想它会避免我几小时后感到饥饿，让我下午可以专心完成重要的工作。"当你思考为什么想吃某种特定的食物时，你就会开始察觉到所有的"应该"及你的下意识反应。例如，"我总是吃这个"；"我应该吃这个，因为它是最健康的选项"；"它是选项中最便宜的"；"大家都吃它"；"它就在我面前"。

外在智慧也很重要。你应该考虑食物含有多少热量，而且有时候金钱预算、你的健康、你的人际关系，都是值得考虑的重要因素。你会综合考虑所有信息，思考你真正想要的食物是什么。比起随手拿起食物，这看起来是一个很大的工程。然而，当你开始按书中的训练思考，困难就会开始消失。你可以不费力地做这些决定，并感到满足。

本章的练习会协助你转变。你知道你正为自己吃什么、不吃什么做出合理、合适且正确的选择。

在行使抉择的力量时，你可以：

·把喜爱的食物放回菜单。与其总是限制自己该吃什么，不如放宽心态，选择自己真正想吃的食物。

·缓和渴望并停止挣扎。吃了一小份心仪的食物后，你会感到满足，不会吃更多，因为你已经吃了自己很想吃的食物。

·不必惧怕有挑战性的场合，如自助餐。本章的练习会协助你做出明智的选择，让你在享受餐厅的同时，拒绝多余的热量。

运用这些练习

第一个练习是从两个健康食物中做出单纯的选择，然后你在练习 24 进一步使用两个更具挑战性的食品，一个是甜的零食，一个是咸的零食。挑战会变得复杂，但是这才能真正反映出现实中常见的情景。你可以即刻开始练习 23 和练习 24，然后进行练习 25 及练习 26。你可能跟大部分学员一样，对自助餐感到恐惧。然而，完成练习后也许你会惊喜地发现，当你能自如地应对自助餐时，感觉会大不相同。

饮食练习 23：从两种健康食物中二选一

在自己不太饿也不太饱的时候，进行这项练习。选择两种营养价值高且类似的食物，例如一颗苹果和一颗橙子、美国芹菜条和红萝卜条、两种鹰嘴豆泥和简单的饼干、黑橄榄和绿橄榄，或其他两种相似的食物。就如之前的练习一样，每样食物都至少需要准备四块（以苹果或橙子为例，可以是切片或块状，以一口大小为主）。你可以提早准备，甚至在前一天就选好食物，这样你在面临选择时会更加从容！

练习：从两种健康食物中做选择

一、将两种食物分别放在不同的餐盘里。尝试在选择时保持开放的心态。

二、做几个深呼吸。静坐并察觉自己的饥饿饱足感的程度，留意面前的食物。

三、观察两种食物。你比较想吃哪样食物？为什么想吃这个？两种食物的味道有什么差别？

四、慢慢深呼吸。哪样食物正在吸引你？

五、拿起选择的食物，把另一种食物的餐盘推开。反思自己如何做出这个决定。

六、观察所选择的食物，留意它的形状、大小及颜色。

七、将它拿起并靠近嘴唇，然后闭上眼睛。食物碰到嘴唇有什么感觉？食物闻起来怎么样？

八、咬一小口并慢慢咀嚼，味道如何？它提供多少味道、愉悦、满足感，用十分味觉满足表给它打分。

九、继续吃，察觉每一口的香气、质地、味道，同时利用味觉满足表为你的愉悦及满足感评分。尽量让自己享受吃东西的过程，一直到吃完或不想再吃为止。是否有某一刻你后悔过吃这个东西？

十、感受。花一些时间再次为自己的饥饿饱足感评分。

十一、考虑吃第二种营养价值高的食物。用眼睛观察它，闻它，留意它与你所吃下的第一种食物之间的相同或不同之处。你真的想要吃它吗？ 如果想要，那是为什么？ 咬一口，如果你感到不想吃，可以把它放下。

十二、如果你已咬了它一口，就充分察觉它的味道，直到你不想再吃或吃完为止。

十三、把手放在腹部上，再次察觉你的饱足感和满足感，留意可能出现的想法。

反思

通过这个练习，你不只练习了你的抉择力量，也察觉了自己的饥饿、饱足、味觉满足感。虽然练习很简单，但你已经开始了解并强化你的抉择力量。

反思这个练习的重点，以及它是如何帮助你在饮食中实现自由选择的感受的？你觉得哪个环节最容易感知？ 哪个环节最困难？你是否有想要持续吃的冲动："这个食物是健康的。这些热量无所谓！"因为它是健康食物，你就把一整袋红萝卜条吃完，你虽然不会摄取太多热量，但这会强化不合理的饮食模式。你如何决定吃什么、不吃什么？这个练习与平时的食物选择有哪些不一样？ 你是否有想要继续吃的冲动？这个练习困难吗？ 有哪些惊喜出现？

饮食练习 24：从甜或咸的零食中二选一

这个练习把你带到另一个层次。与其从两种健康食物中选择，不如在两个"不该吃的食物"中，行使抉择的力量。

在吃点心的时间，选择一种你喜爱的甜零食（也许是一种饼干）和一种你喜爱的咸零食（也许是薯片或苏打饼），准备较多的分量，而不是三四块。我们的工作坊使用萝娜敦斯（Lorna Doone）及菲多利（Fritos）玉米片。它们的颜色相似（外表也会影响你的决定），而且它们的味道相对简单。

练习：从甜与咸的零食中做选择

将两种食物分别放在不同的餐盘里。然后进行以下的步骤：

一、静坐。察觉你的呼吸、饥饿饱足感的程度，然后留意面前的食物。

二、在两种食物中，决定先吃哪样食物。哪样零食正吸引你？你为什么这么想？把另一样推开，让你专注于你所选择的食物。

三、充分观察你选择的食物，留意它的形状、颜色。

四、将它拿起靠近嘴唇并闭上眼睛，碰到嘴唇有什么感觉？闻起来怎么样？

五、咬一小口，慢慢咀嚼，察觉食物在口中的位置，感受这个过程的愉悦程度。它带给你多大的愉悦感？

六、继续吃，察觉它的香气、质地、味道，并同时为你的愉悦及满足感评分。尽量让自己享受这个过程，只要还有咀嚼的愉悦就抵抗想要吞咽的冲动。

七、可以在你不想再多吃一口或吃完时停止。

八、检视。再次为自己的饥饿饱足感评分。

九、考虑吃第二种你原本没有选择的食物。观察它，留意它的形状、颜色，闻它，感觉碰到嘴唇的质地，但是先不要咬下。它与刚才吃下的食物有什么不同？有哪些相同之处？你真的想吃它吗？为什么？

十、可以慢慢咬一口，在咀嚼时感受味道的变化。可以多吃几口，在吃完或不再想吃的时候停下来。

十一、花一些时间珍惜你所做的选择和所吃的食物。

十二、把手放在腹部，感受你是饥饿还是满足，同时留意可能出现的想法。

反思

你如何做出这些选择？有哪些惊喜吗？你是否还有想要继续吃的冲动？如果有的话，为什么？这个练习与平常吃这一类较不健康的零食有哪些不一样的地方？你可以算出你真正所吃下的食物能量（热量）以及成分内容（如果有营养标示）。这可能会令你感到惊讶。举例来说，在我们工作坊常用的两种零食中，菲多利玉米片每一片仅含有5kcal热量以及三种成分：玉米、玉米油及盐；而萝娜敦斯饼干每一块含 35kcal 热量和一系列的成分。

当你开始有意识地选择食物时，你会发现自己变得更挑剔。也许你会选择只吃自己最喜欢的饼干或某种特定薯片。你会发现，无论何时，你都能真正享受你的选择，而不会感到罪恶。

Q：如何避免小孩遗传到我正想改掉的不健康饮食习惯？

正念饮食方式的美好之处，在于你可以与全家人包括你的小孩共同分享。你已经聆听到自己内在的声音。当选择要吃些什么的时候，你可以问自己："我想吃苹果或香蕉吗？""我真的想吃热椒盐卷饼吗？或者我可以晚点饿了再吃？"当你正吃甜点时，可以问自己："哦，三口刚刚好。现在除了甜味，我已经尝不到它的美味了。"

用餐时，你可以把叉子放下并把餐盘推开："我觉得我饱了。这样就够了！"你可以问自己："你真正饥饿吗？还是因为看到，所以想吃？""哦，我们可以把派留着，晚点再享受它。"

饮食练习 25：在大卖场运用抉择的力量

很多人都会下意识地购买同样的食物。当我们停下来小心做选择时，大部分是因为我们的金钱预算。我们会因为某个东西打折或拥有折价券而购买某个食物。我们可能不会停下来问自己："这之中有哪个是我比较想要的？哪个看起来最吸引我？哪个是我最想享受的？"

如果问自己这些问题，即使最后你做了一个较贵的选择，仍然可能省钱。有多少次你因为打折而买下了食物，后来却放在橱柜好几个月？ 或是你大口吞下它，却没有得到任何愉悦？ 那你其实什么都没省下。

花点时间考虑自己真正想要什么，当你吃到自己真正想吃的食物，你会感到满足，不会再吃其他的东西。

我们会不假思索地买东西其实是有原因的，可选择数量多到令人无法喘息。为了这个练习，你只需把正念觉知放在一种食物上，也许是麦片，也许是冷冻食品、苹果或干酪。选好一个类别，然后与其买常买的产品，不如在看了全部的选择后考虑哪个最吸引你及为什么吸引你。

把这个尝试当成一个实验，就像试喝红酒一样。你也可以尝试在卖场培养这样的心态。

练习：在卖场运用抉择的力量

一、设定一个合理的实验周预算，也许是三千元、五千元或一万元，允许自己每周用这个钱来发现新食物。

二、在预算允许下，购买某一类食物中各种不同的食品来试用。如果这周你想以苹果当实验，可以买各种不同的苹果。如果你想以熟食当实验，可以问老板是否可以买一两小块各种不同的干酪或肉。

三、把这些试用食品带回家，看看自己最喜欢哪个。

四、逐渐尝试更多不同种类的食物。从蔬菜开始，随后可以加入熟食、意大利面、冷冻蔬菜等不同种类。

反思

在卖场不同的区域实验后，你可能偶尔会买到不好的东西，但是你也会发现许多新食物、种类及品牌。有些可能还特别美味，以至于你能在更小分量上感到满足，为自己省下很多金钱及热量。举例来说，有位学员告诉我昂贵干酪的味道令人非常满足，比起较便宜、味道普通的干酪，吃一点就足够了；甜点零食也有着同样的道理。当他们花时间选择自己最喜欢的食物时，更不容易把整袋或整盒食物吃光。

你也许发现某些食物没有想象的那么昂贵。很多收入有限的人会跟我说他们买不起新鲜蔬果。当我请他们进行实验后，他们经常说："我没想到原来我可以花这么少的钱买那么多东西。全家人一次快餐的花费就足以让我吃上一周。"

饮食练习 26：在餐厅运用抉择的力量

选择一个餐厅，可以是快餐餐厅、一般餐厅或是高级餐厅（可以优先选择分量较大的餐厅）。

很多人对外食感到害怕。这是因为过去的减重法告诫他们要小心外食：太多热量！太多脂肪及盐分！你无法避免自己过量进食！

外食虽然仍具有挑战性，但并不绝对。一旦你学会运用抉择的力量，就可以选择自己想要的餐点，并懂得适可而止。

练习：在餐厅运用抉择的力量

在餐厅：

一、思考自己想点什么（注意：若餐厅有在线菜单，可以在家先完成此步骤）。你想要点哪些餐点？为什么？这是你真正想要的食物吗？或刚好是套餐的一部分。如果是后者，考虑看看，你比较想要的是：省一点钱购买比自己所需多出许多热量的餐点，或是花多点钱购买真正想吃的餐点？当你考虑这个选择，也许会发现，这不是非此即彼的选择。是否有另一个方式，让你点自己想要的食物同时，省钱且不吃过多？

举例来说，我的一位学员经常下意识地在快餐餐厅点最大分量的汉堡、加大薯条及汽水。第一次她发现其实自己真正想要的是分量较小的汉堡、薯条及一杯白开水。这不仅价格较便宜，也让餐后没有罪恶感或不适感，还减少了1000kcal的摄入。就算如此，她有时候还会把一部分汉堡或薯条留下不吃。一年后，她减了超过25kg。因此你在餐厅点餐时，不妨思考一下是否要点前菜及沙拉，只点其中一个或是两者都不要。你想吃鸡、鱼、红肉，还是意大利面？你真的想吃附餐的面包吗？你真的想把服务

172

生所送上的食物吃完吗？ 也许你可以只吃三分之一并把剩下的打包，这样你的满足程度是相同的。

二、运用你所学的技巧来做出这些决定。上一餐过了多久？下一餐还有多久？ 也许你只需要一份轻食（然后可以请服务员推荐汤品）。也许你想点一份小菜，然后和其他人共享一份甜点。

三、餐中穿插一些静坐练习（可以睁开眼睛）。用深呼吸检查自己的饱足感和满足感。

四、餐点送上后，再次运用抉择的力量。你想要吃多少食物？你想要把眼前的食物吃完吗，包含主菜？ 是否想带一些回家晚点再享用？

五、咬几口，记得放慢速度。用餐的同时，评估你的味觉满足感。享受每一口食物，并反思：你想继续吃吗？ 想要停止吃这个食物，换下一个食物吗？

六、继续用餐，定期检查你的饥饿感、腹部及身体的饱足感。你想要留点空间给甜点吗？这些经验在什么时候会告诉你"够了"？

七、在进食过程中持续运用抉择的力量，直到吃完令人满足的最后一口食物。

反思

通过这个练习，你学到什么？ 考虑日后外食时，如何利用这个练习来帮助你做出明智的选择。你是否有冲动吃某种其实不爱吃的食物？ 为什么？ 你如何决定点什么、吃什么、不吃什么？
这个练习与平时在餐厅用餐有什么不一样？这个练习困难吗？在
练习中有哪些惊喜出现？

饮食练习 27：在自助餐厅选择质而非量

很多人害怕自助餐厅，经常被告诫要避开这种地方。有人告
诉他们这里的食物很差，或者警告他们很可能会吃得停不下来。
有些人选择吃很多营养价值高的食物且不续盘，却无奈地看着同
伴一次又一次地回去排队取餐。

我们经常面对这种情境。无论是家庭聚餐，还是游艇上、饭
店里的自助餐，我们必须做出决定：我要拿什么？我不拿什么？
我该如何选择？我是否应该续盘？

我有一位喜欢搭游艇、年纪较大、丧偶的学员。当她开始接
受这种治疗方式时，体重超过了150kg。她的心脏科医生告诉她，
以她的身体状况搭游艇太危险了，但她已支付了游艇团费。通过
学习正念饮食，她将原本"吃到饱"的自助餐心态转变为了"非
常挑剔"的心态。旅游回来后她感到很开心。她在游艇上不但
没有像往常一样增重，反而减轻了几千克。一年后，她总共减了
50kg，现在还是持续搭游艇。

通过正念抉择，你真的可以走入任何地方，选择最好的食物，
享受吃下的每一口。在你走出餐厅时，你会充满成就、愉悦、满
足感，而不是因为吃太多而感到不适。这样的特殊机会让你能少

量品尝不同的食物、只取用真正想吃的食物。它能让你找出自己真正喜爱或不喜欢的食物。

这个练习会告诉你如何做到这一点。

练习：在自助餐厅运用抉择的力量

选择一家自助餐厅进行练习，它可以是任意一家自助餐厅。第一次练习时，你可以选择更易于前往的餐厅，这可以让你练习做出选择、安静用餐，并帮助你专注于当下的感受。

挑选一个好时机进行练习，因为你很有可能比平常吃得更多，请把这考虑在内。

这个练习有五个核心元素：检视所有的选项、品尝小分量的食物、再次取用食物、刻意把食物留在餐盘里、然后充分享受！你可以选择这样做：

一、在餐厅走一圈并检视所有的选项。哪些特别吸引你？你认为自己会最享受哪些食物？为什么会有这种想法？你是否有想要多吃一些、吃够本的想法，这种想法是否在用餐时重复浮现。

二、决定想吃哪些食物，并计划在第二轮时进行续盘。续盘也许听起来很可怕，但是只有这样才会把力量及掌控权真正回归给你。你可以先开始取用最吸引你的食物。第一轮先取用少量就好（也许三口左右），如果真的好吃，第二轮还可以再多拿一些。你可以进行第三甚至第四轮，直到吸引你的食物不再美味为止（甜点晚点再吃，但是可以看看它们，好让你决定胃里要预留多少空间）。

三、找到自己就算想吃但还是会避开的食物，例如炸物。思考你是否会把目前没有特别想吃但较健康的低热量食物放在餐盘里。此时可以把它们留着就好。如果真的想要吃，就放一些在餐盘吧。

四、品尝你面前的食物。运用你已掌握的技巧，留意饥饿、味觉、愉悦感。思考这几个问题：有哪些食物看起来很美味，但实际尝起来还好？ 哪些吃起来比预期更好吃？

五、用餐同时，检查你的腹部及身体的饱足感。不要让自助餐的挑战影响你对身体信号的关注。

六、一旦不想再吃（没有想象中那么好吃），或是把这一小份吃完时就可以停止吃该食物。

七、回头取用自认为最好的食物。可以多拿一些其他食物，但是这一次，计划把一些食物留在餐盘里。这让你能自由选择更多食物，并学会适时停止。

八、用餐时，仔细地选择哪些食物可以被放弃、哪些食物可以继续吃。在进食的同时，也要观察自己的饱足感。如果你还想继续吃，允许自己再次取餐。

九、只要你想，你也可以回到甜点区并重复以上的步骤。

反思

你是如何做出选择的？ 你对于这些选择有何感受？ 在未来类

似、选项很多的情境下，你可以如何让自己感到更满足？ 你对于饥饿、味觉、腹部饱足感、身体饱足感、愉悦感等感受如何？ 练习前，大部分工作坊学员对自助餐经验感到惶恐。然而，他们在练习后大多能获得很大的成就感并感到兴奋。这个新的智慧可以协助你做出哪些更有力量的抉择？你可以把哪些事情重新纳入生活中？举例来说，你过去可能很害怕游艇上的自助餐，现在也许已准备好跟朋友一起报名参加游艇团了。

下一步

这个章节提供了一些有挑战性的练习，但是你不必局限于此。你也可以尝试在朋友陪伴下练习。不同的情境会如何影响你的选择？持续利用不同的食物、情境、饥饿程度及食物分量进行练习。

每次饮食旅程结束后，你可以反思你对于饥饿、味觉满足感、身体饱足、愉悦等感受如何？ 你如何做出这些决定？这些决定令你感觉如何？在未来的情境中，你如何让自己感到更满足？

你会发现，你的选择能力变得更快速，更精准，更有力。

也许有一天，你看到美食时会对自己说："我想要吃它，但不是现在。"这可以运用在各种不同的场合：在家中、聚餐、派对或餐厅。巧妙运用选择的力量，不但可以选择自己最想要的美食，还可以选择什么时候、在哪里以及到底吃多少。

第十三章　告别压力型进食

　　情绪性进食经常被归类为饮食失衡的主要原因。尽管你现在知道这并不完全正确，但是改善情绪性进食的习惯确实具有挑战性。

　　本章节会引导你进行一些练习，帮助你更深入了解自己特定的压力性进食模式。你将掌握这些模式如何触发过量进食的连锁反应，了解如何让安抚性饮食成为平衡饮食的一部分，如何寻找其他合适的应对方法。

　　本章节练习的进度将根据你的情绪性进食失衡程度来调整。几乎每个人都会因情绪反应而进食。然而，对某些人来说，这些情绪性的诱发因子过于强烈。其实情绪性进食可以作为一种庆祝或安抚的方式。为了平静自己或转移注意力而进食，是再正常不过的事。很多人都会这样做。即使是能理智面对食物的人，也会这样做，但是他们也有着其他跟饮食无关的应对情绪的方法。

　　因此，我并不要求你只在生理饥饿时才可以进食。这是不实际的。但是经过这个章节的练习，我希望你能够以一种更为平衡的方式来进食。这个方式包含偶尔利用食物来庆祝、安抚或奖励自己，也包含利用食物来处理焦虑或愤怒。你会发现，当你这样做时，你可以无须感到失控。为了找到这个平衡点，你也许需要花上数周或更长的时间来进行练习。重复练习，直到你对这个平衡点感到熟悉和自在。也许你在这方面已经相对平衡，稍作调整即可。

　　无论如何，这些练习会帮你决定什么时候因情绪而进食，什么时候可以像海浪一样随着情绪漂浮，以及什么时候可以用其他方式来面对它（也许是不吃东西，选择向朋友诉苦、看书或出去散步）。你也许会发现，你需要更多的资源来协助处理深层的情绪议题。

　　通过练习，你真的可以在情绪驱使下进食，并选择想吃的食物，同时不必感到罪恶、懦弱、无用。更重要的是，你能够控制自己的进食量，避免暴饮暴食。

　　这就是正念饮食，它可能与你目前的饮食方式不太一样。无论你目前对于情绪及进食感到多失控，这个章节的练习一定帮得上忙。

情绪觉知的好处

　　通过这章的练习，希望你能：

　　·学会分辨情绪与真正的饥饿。某些情绪反应（例如焦虑）和饥饿感非常相似，以至于我们难以分辨。

　　·有更大的自由选择吃或不吃。情绪性饮食经常伴随某种固定模式。一个负面的情绪（愤怒、悲伤、孤单、罪恶感）会让我们想利用食物安抚自己或是暂时避免想起自己的问题。这些练习会帮你"按下暂停键"，让你明白除了进食，你还有很多面对这些情绪的方式。

·让安抚性的食物真正带来安抚的感觉。当你利用食物来安抚自己时，不要这样想："我很糟糕，真的无法相信自己再犯。"你可以食用让自己满足的合适分量："真的很棒。我感觉好多了。我可以迈向下一步，解决这个问题。"

·学习如何"随着冲动的海浪漂浮"。面对"冲动"，你可以随着海浪漂浮，而不是硬碰硬。有了足够的经验，你会发现可以挑战愈来愈大的海浪（或是更大的冲动）！

·抛弃自暴自弃的想法。你吃某些东西后感到罪恶感及不适，因此就吃更多，加重罪恶感。你想："反正已经这样了，就继续吃吧。"通过这个章节的练习，在任何时候你都能停止这个恶性循环。

·提高对情绪性诱发因子的觉知。一种进食的冲动，也许是了解某些情绪反应（如愤怒、焦虑、忧郁）的一个很好契机。也许这些诱发因子需要专业治疗师的协助，或是寻找其他处理情绪反应的方式，也有可能需要两者并行。

运用这些练习

练习 28 能让你更了解情绪经验与进食之间的关联。当你对这个练习感到自如时，可以进行练习 29 与练习 30。在进行练习 31 之前，你需在前三项练习上多花一些时间，以建立对其他应对情绪的工具或方法的信心。

饮食练习 28：辨识你的饮食模式及情绪反应

首先，摒弃批判性心态，尝试以一种探索的心态，察觉情绪在你的饮食选择及模式中，到底扮演着怎样的角色。这个练习的目的是探索现有存在的模式，而非尝试改变它们。

练习：辨识情绪反应与你的饮食模式之间的链接

在接下来的一两周，尝试辨识五到十次你使用食物来处理情绪反应的情境。

一、每当你察觉自己感觉愤怒、忧郁、无聊、焦虑或其他情绪反应时，注意自己如何决定用什么方式来面对问题、获得安抚。吃东西会是你的第一冲动吗？ 如果是的话,是哪种食物？你需要吃多少？

二、当你发现自己不饿却吃了东西，尝试辨识是否有某种情绪诱发你这么做，让你走到厨房、咖啡厅或贩卖机前。这也许来自完全不同的因素，你只需检视你的感受。这时候你感觉如何？你会感到焦虑、愤怒、还是忧郁？

三、辨识这些模式的同时，思考是否某种食物总是与特定的情绪反应联结在一起。举例来说，你也许会跟我的一位女性学员一样，发现吃宵夜并不是因为饥饿，而是每次愤怒时都特别渴望吃巧克力。

四、在探索这些诱发因素时，留意情绪性诱发因素什么时候出现，以及这整个经验过程。吃了东西后你是否感觉好些了，还是感觉很糟？你是否可以只吃一小份就停下？或者一小份却引起你吃更多食物？你是否选择了自己喜爱的食物？还是你其实吃了不太好吃的食物？这些答案会协助你培养智慧，加深自我了解。

你可以选择以日记或是类似以下表格的方式（参见表 13-1）写下你的模式。

反思

不是每一种情绪反应都和食物有所联结，每一次的失控进食也不一定与情绪反应有所联结。就如之前所讨论的一样，你也许会发现有很多种不同的诱发因素。然而，当其中涉及情绪反应时，希望你能够察觉并识别出它们。你也许会发现，只有某些情绪反应会激发进食的欲望，而且它们不一定是很大的反应，可能只是轻度的焦虑或烦恼。如果是这样的话，你可以寻找其他应对的方式，如"随着冲动的海浪漂浮"（参考下一个练习），或单纯享受食物带来的愉悦和被安抚的感觉（无须引起暴食），最后再寻找合适的处理方式。或许当你发现每当特定进食冲动出现时（甜食最常见），可能代表你心里存在某些需要关注的问题，并需要寻求帮助。

表 13-1　情绪反应及饮食模式记录表

日期 / 时间	情境	情绪感受	进食渴望（1—10）及食物种类	吃了什么食物 / 其他的选择
星期五下午 2 点	工作	烦恼	4 —香脆零食	走到贩卖机，吃了薯片
星期五晚上 9 点	在家看电视	对儿子感到生气	8 —冰激凌	吃了两份，然后停止了
星期一早上 10 点	工作	对项目感到焦虑	5 —休息室的甜甜圈	看了甜甜圈，进行迷你静坐，然后写下待办事项

了解情绪型饮食

如果你想要记录情绪反应及饮食模式，可以制作一个类似表 13-1 的记录表，以一到十分来评估进食渴望。你可以打印这个表格，也可以单纯察觉并把模式记录在日记里。

饮食练习 29：随着冲动的海浪漂浮

你已在第一个练习中探索了饮食模式，但是并没有尝试更改它们。通过这个练习，你将进一步探索情绪性诱发因素与进食行为之间的联系，从而找到合理安排进食的办法。

强烈的情绪反应及渴望，也许感觉起来很可怕，似乎需要立即回应。然而，它们只不过是强烈的内在经验，甚至代表着通往智慧的机会。与强烈情绪或渴望共处一段时间后，你会学习聆听它们想要告诉你的讯息。

练习：随着冲动的海浪漂浮

当你感受到强烈情绪反应或进食渴望时，特别是当你并非真正感到生理饥饿时，可以进行这个练习。

一、停顿。深呼吸，感受你的情绪。这是怎样的感觉？它在身体的哪个部位？有多强烈？聆听你脑海里浮现的想法，但不一定对它们做出反应。

二、在感受这种情绪时，留意食物对你的诱惑有多大。如果你能强烈感受到食物的吸引，试着确定这种感觉在身体的哪个部位最为明显？有多强烈？ 你渴望哪些食物？

三、无须进行批判。你正学习如何客观地观察自己的想法、情绪、渴望。试着观察这种冲动，看它是否会自然消退。如果情绪反应过于强烈，你可以同时做一些不太需要集中注意力的事（例如家务），但继续保持对自身感受的觉察。如果你能够与这些情绪共处，并观察它们逐渐平复的过程，那就更好了。这种单纯的察觉能够增强你的意识，提升你应对情绪波动的能力。根据当前的神经科学研究，这种作法有助于减弱未来类似情绪的反应强度。

反思

当你习惯了随着冲动的海浪漂浮后，你会学会利用这些冲动作为自己聆听内心的信号。发现自己伸手想拿薯片时，不妨问问自己："到底发生了什么事？"这时你也许会察觉到，这次冲动是因为与同事起冲突而感到难过。因此，那些诱发进食的冲动，实际上可以成为促进你自我反思的契机。当进食的冲动出现时，它提醒我们要留意当下发生了什么事。举例来说，想吃香脆的食物可能代表你感到愤怒，想吃布朗尼蛋糕可能意味着一种叛逆，而想吃冰激凌可能暗示你感到悲伤。这些食物与情绪的联结可能非常微妙，它们发生在日常生活中的点滴之间，有时也可能指示着一些需要与专业人士探讨的问题。

饮食练习 30：开拓其他自我安抚的方式

以少量食物安抚自己是正常的，但是你不会希望食物成为唯一或主要的自我安抚方法。毕竟，有些情绪或压力可以持续好几个小时甚至好几天。如果食物是你应对日常压力的唯一方法，那么你可能会几乎一周七天、每天二十四小时都依赖食物来解压。这样做会让你很难控制体重或实现平衡饮食。因此，为自己培养其他应对压力的方式格外重要。

练习：找寻更多自我安抚的方式

一、写下一个被诱发进食时可替代进食的方法的清单。想出几个能替代食物的安抚方法。你的清单可能包括：

·分心型活动：可以包括打电动或能轻易养成的爱好（例如阅读）。举例来说，你总会在工作中途休息时走到自动贩卖机。你可以尝试做一些简单的事情，让你暂时离开办公桌，提供你不需思考工作的几分钟？ 阅读杂志？ 在办公室附近散步？

·静心型活动：如果你经常为安抚焦虑或愤怒而进食，你可以写下同样能够达到此目的的活动清单。你可以进行第七章的呼吸静坐练习，也可以选择小憩一会儿或是跟朋友通电话聊天。

·应对型活动：与其用食物来回避问题，不如考虑正面应对。有哪些事情可以让你增加看待事情的角度及勇气？ 尝试为自己设定解决计划，或者与朋友讨论并倾诉你的困扰。

二、适时实践活动清单。你可以一直利用清单，直到你对于情绪及饮食之间的平衡感到足够的自信为止。

反思

当你随着冲动的海浪漂浮，你能察觉自己的连锁反应，并善用自我安抚技巧，从而重获自由。你会停止自动化的反应，然后做出正念的饮食决定。有时冲动在一阵子后就会消失。有时你决定给自己一份小点心，并充分享受每一口。渐渐地，你可以更有效地应对对小的压力源，然后建立起较平衡的习惯模式。

　　你可能会发现某些习惯模式难以更改。我的一位学员总是在睡前习惯吃些东西并喝一两杯红酒，这是她过去经常暴饮暴食的时间点。虽然现在她已经不再暴饮暴食，并且认为自己根本不需要在那个时间点吃东西。然而，每当她尝试晚上八九点甚至十点后不吃东西——这种节制型的规范模式，她总是无法维持。

　　她发现，这种习惯模式让她回想起青少年时期偷吃东西的感觉（这点我完全能够理解）。她承认自己其实有点喜欢这种叛逆放纵的感觉。因此，我建议她利用一周的时间记录她的食物摄入量、饮酒量，以及当时的情绪和想法。

　　事实是，根据她的睡觉时间（大概晚上九点至十一点半），她大多数时候会吃 400~600kcal 的食物。她对自己实际上吃得并没有想象中那么多感到非常惊讶。

　　于是，她决定在这个时间段尝试一些新的作法：只喝一杯红酒，选择一些味道浓郁、少量即可满足的零食，并将零食放在小碟子上。她充分地意识到自己正在善待自己，并带着一种反叛的心态去享受食物的美味。她十分开心地描述自己如何享受这个过程。她接纳了自己享受食物的习惯模式，同时将热量摄入控制在了 400kcal 以下。她已经可以完全放下了内心挣扎。几个月后，她发现仅仅是接纳自己的情绪并与之和平相处，就足以降低这些情绪反应的影响力。她对夜间吃宵夜的渴望不仅有所减弱，而且吃宵夜的频率也从每晚都吃降低至一周两次，她不费力气地减了 2.5kg。

　　如果你能在每一个步骤中都有意识地运用正念觉知来做出选

择，那么你也能像她一样实现自己的目标。

饮食练习 31：辨识食物与情绪的连锁反应

情绪性进食是一个复杂的现象，而且可能包含一些我们不自知的连锁反应。这些连锁反应通常表现为：

· 发生了不愉悦的事件，引起负面情绪。

· 为了安抚自己、让心情变得好一些，我们选择吃东西。

· 进食后，你开始产生罪恶感，心情变得更糟。

· 你试图用食物平复这种负面情绪，于是吃得更多。

· 吃得越多，你的心情反而越糟。

· 最终，当你停止进食时，心情已经比最开始时还要糟糕，而且此时你已经过量进食了。

你可以从恶性循环中解脱出来。你可以在连锁反应的任一阶段停止这个循环，并决定重新开始。没有什么是无法挽救的，你总是来得及停止进食。即使你已经吃下了七块饼干，此时停止总比继续把整盒饼干吃完要好。

练习：辨识连锁反应

你可以用纸笔进行此项练习，这样你可以看出连锁反应如何产生。你可以参考使用连锁反应循环（参见图 13-1）。

一、回想近期吃得比想要的还要多的时候。是什么事情引发了你的过量进食？这种情况发生在什么时候？你在哪里？当时周围发生哪些事情？你是一个人吗？你身旁有其他人吗？你一开始先吃了哪些东西？吃东西的时候有哪些感受？吃完有哪些感受？你脑海中出现了哪些想法？你是否责怪自己？

二、你可以利用以上的信息画出一个连锁反应循环。以诱发你吃东西的因素作为循环的起始点，先写下主要的联结，再回去补上细节。逐一记录下联结的每个步骤，深入探讨让你越吃越多的每个细节，包括你当时的想法、感受以及所做的事情。

三、在你完成连锁反应的联结时，请注意当时浮现的想法，并考虑它们是否有帮助。你当时的想法是否有助于你实现饮食平衡？还是它们让你偏离了目标？

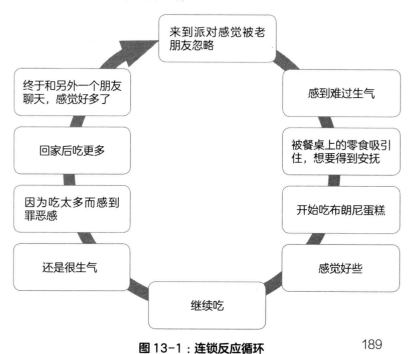

图 13-1：连锁反应循环

四、尝试留意让你在难过而不是饥饿时想吃东西的想法，例如"我值得享受""让我吃给你看""今天真的很不顺"等。

五、除了进食，你是否有其他方式来应对这些想法？举例来说，如果你这一天过得很不顺利，也许你真的觉得吃些好吃的来安抚甚至鼓励自己。然而，你也可以看看最喜爱的电视节目或是去购物、看书或杂志，或是到公园散步来放松心情。

六、尝试找出可以中断这个连锁反应的地方。你可以根据自己的想法，充分发挥创意和灵活性。请参考连锁反应循环范例（参见图 13-1），并思考这个人可以在哪个地方中断他的恶性循环。也许他可以在派对里找个人聊天，享受一两块布朗尼蛋糕，或是回家时做些其他事情。记住，你可以在任何一个阶段中断这个连锁反应！

连锁反应循环

你可以使用我的一位学员填写的表格范例，以此来记录你自己的连锁反应循环（参见图 13-1）。先把重要的几个联结写入连锁反应，再填上想起的次要联结。联结可以包含身体感觉、想法、情绪及周遭事件。你可以根据自己的需求决定写多少环节。同时，思考一下未来如何中断这个连锁反应。

反思

一旦你辨识出一个连锁反应，你就已经准备好练习寻找其他的连锁反应，直到这个过程变得自然而然。当你发现自己因情绪反应或强烈的进食冲动，而不是生理上的饥饿而吃东西时，你可以考虑停下来，并绘制出新的连锁反应联结。这也可以帮助你想出替代方案，更快地找回平衡点。

在未来的一周内尝试辨识以下几点：

·当压力事件发生时：注意当下的想法、情绪、感受及体内的反应。检查这些反应是否引发了进食的冲动。想出安抚自己的替代方法，这没有绝对的对错。

·成为进食诱发因子的其他情境：这可能包含一些社交场合、看到诱人的食物、无聊的时候等等。再次辨识这个诱发情境下的想法、情绪及生理反应。聆听自己的智慧心智，并思考是否有其他的替代方法。

善待自己。这个练习的目的不是让你指责自己，而是让你更好地认识自己及自己的想法、情绪和进食习惯。一旦你了解了这些模式，你就可以自信地告诉自己："我不需要这样做，我可以终止这个循环。"

Q：每当回想起自己过量进食的情境，我就会开始感觉到当时的强烈情绪以及随之而来的罪恶感。我该怎么办？

先暂停一会儿，进行呼吸练习。提醒自己，这个练习让你了解富有价值且重要的事。这种觉知可以帮助你在饮食中获得自由。尝试将这个情绪反应视为海浪：你可以让它干扰你并将你冲走，也可以简单地与它同在，随着它漂浮，直到海浪慢慢平静下来。如果这个情绪性情境对你特别重要，也许你需要除食物以外的其他方法来帮助你。也许你可以先选择以较不强烈的情绪反应来进行连锁反应练习。若真的决定要以强烈的情绪反应进行练习，你可以先把几个重点记录下来，停顿 5 分钟（可以计时），然后再继续练习，每次只需维持 5 分钟就好。你可以持续这样做，直到你能客观地看待这些经验，而不会感到难以承受。

下一步

你现在已经学会了如何建立平衡的饮食，培养了聆听生理性及情绪性饥饿感的能力，知道了合适的进食程度，以及如何更完整地享受食物，而不是盲目地进食或是让罪恶感及恐惧影响愉悦感。通过练习，你会更有自信地面对生活中的挑战，而不再需要依赖大桶冰激凌或一大袋薯片来寻求安慰。当然，你仍然可以享受小把零食，将其作为自我奖赏的一部分。

Q：我已经按照你所说的方法进行练习，但还是无法避免在下午的时候吃东西。我做错了什么？

除了情绪经验可能带来困扰，你很有可能让自己在下午时段同时经历烦躁及饥饿。你也可能累了。这些诱发因素通常与罪恶感密不可分，让你很难在这个时候管理自己的饮食习惯。

为了克服这种罪恶感，你可以允许自己在下午时段吃一些东西。毕竟若午餐吃不多，你很有可能真饿了，可以让自己吃些东西。回顾第五章及第十一章所讨论的部分，你就会知道一整天都需要提供给身体足够的能量。因此如果现在是下午四点，而你计划在三小时后吃晚餐，那么你可以合理选择一个200～300kcal的点心（例如一片花生酱吐司、几块饼干、一些水果及低脂酸奶，或是半杯你最喜爱的冰激凌）。仅仅一把红萝卜条可能就不太够了。

在吃点心时，充分运用你所学的技巧。感受饥饿感、饱足感、味觉满足感的变化。吃完后，让你的思绪随着冲动起伏。通过这个章节的练习，你将能够运用内在及外在的智慧来吃下合理分量的食物。

第十四章　享受你和食物之间的新关系

你从一岁就开始吃东西。现在你发现自己很多的习惯及模式其实是盲目且失衡的。你正利用正念饮食技巧转化它们，让自己不需费力、放下挣扎。你会持续强化正念进食的能力，并找到更多既能享受食物又吃得较少的方法。这就像是学习新乐器一样：刚开始很困难，但通过持续练习，你会变得越来越熟练，最终你会发现自己有多么享受这个过程。

也许某一天你会发现，把最喜爱的冰激凌放在家里已经不再困扰你，你真的只想一次吃几口就足够了。或是当你在餐厅点了牛排后，会自然而然地选择把一半打包回家。或者你可以舒适且愉悦地进出自助餐厅，因为你有机会品尝很多不同的菜品。

也许你会发现过去曾经诱发你暴饮暴食的食物，现在已对你失去吸引力。那些曾经充满挑战的家庭假期如今已变得很轻松自在，你的内心不再受过量进食和自我批判的困扰。

每当你注意到这些改变，你就会明白，正念饮食已经成为你生活的一部分，并将伴随你一辈子。

持久的改变是这个计划的重点。因此，不管这是你第一次还是第四十次尝试减重，我们都希望这能成为一个真正能实现且持续深化的新方向。

你与饮食习惯、体重以及其他事情之间的关系

你已在每日的饮食决策上进行实践：什么时候？吃什么？吃多少？是像美食家一样品尝食物，还是狼吞虎咽？当你发现越来越多的决策都是追求健康且平衡时，每天都应该有一些成就感。你也许发现，在社交场合中，自己能享受一整餐而不过量，且吃完后仍然感觉舒适。健康的饮食习惯自然会带来健康的体重，因此体重迟早会下降。

你已在很短的时间内改变了与饮食的关系。你学会了如何察觉味觉、饱足感、饥饿感及愉悦感。你也许增加了活动量。也许已学会一些有关营养及食物能量的知识。你已培养了自己的内在及外在智慧。你也把一些心思空出来，用在生活中其他重要的事情上。

也许你现在已经：

·有规律地静坐。每日 10~15 分钟已经足以让你保持良好的平衡，并联结你的内在智慧。

·善用迷你静坐练习。很多学员在课程结束好几个月后告诉我们，迷你静坐是他们察觉饥饿感、味觉感、饱足感及其他内在经验最有效的工具。

·大多数情况下，只在真正感到生理饥饿时才进食。然而，这并不意味着你会拒绝品尝难得出现的稀有食物，或是姐姐感恩节亲手制作的手工派。健康进食是具有弹性的。你也许下一餐会少吃一些或不再吃点心。

·把小分量的食物放在餐盘里。若还感到饥饿的话，允许自己续盘。你已经学会了弹性抉择！

·充分享受每一口食物。你会珍惜味蕾的强大功能。无法带来愉悦感的食物何必继续吃呢？你可以轻易地运用正念来培养内在美食家，避开你不太喜爱的食物，并在味觉满足感及饥饿感下降时停止进食。持续找出值得偶尔吃的食物，以及不值得花热量预算来吃的食物。

·满足以后就将食物留在餐盘里。庆祝自己拥有能把食物留着的重要能力。

·正念觉察诱发盲目过量进食的想法及情绪。不含负面自我批评的觉知，能够带来智慧及自由。以好奇而非恐惧懊悔的心态，单纯观察心智的旧有习惯模式，会让自己成长许多。

·在任何一个阶段中断暴食事件。一旦察觉发生什么事情，即刻中断连锁反应，就不会无法挽救。

·留意所选择的食物的热量或能量。把这看成重要的信息，放下对它们的焦虑、恐惧及逃避心。

·尝试各种不同的健康选择。多阅读关于健康饮食的文章，学习其中的知识。比如，报名参加素食烹饪班、买一本健康食谱，以好奇和探索的心态进行这些尝试，不需因为自己无法达到预期目标（快速成为素食者、总是避开奶油及油脂、完全断糖）而感觉气馁。

·了解正念进食。不要错误认为从此以后可以正念品尝每一餐的每一口食物，每个人都会有盲目进食的时候，特别是当你只用 5 分钟就要吃完午餐时。当你匆忙时你可以选择吃什么合适，但盲目吃午餐则是让你不知不觉地吃下过多的食物。

　·尝试正念体能活动。比如，选择走楼梯而非搭电梯，将车子停在较远处，每天快走 10 分钟，或是参加有氧运动课程。这样做或许能多燃烧一些热量，但更重要的是，你可以增加身体所需的活动量，这让你越来越愿意运动。

　·运用正念停顿片刻，找到内在智慧。每当你感到焦虑、分心或做白日梦时，你正处于浮动心智中。有时候这个状态是愉悦且有用的，不妨就让自己停留在那儿。然而，浮动心智也会让你过度执着于饮食体重，有时这是不必要且无济于事的。

运用这些练习

　本章没有新的练习。我们会回到你一开始的平衡饮食清单及一天时间的圆圈。不需要有压力，只需检查自己现在的进度。

饮食练习 32：回顾你的平衡饮食清单

　拿出你最初制定的平衡饮食清单，与课程开始时的清单对比，看看现在有哪些变化。如果每个项目代表了许多小步骤，你也许会惊讶地发现自己已做了不少改变。你已学会了不少东西，也进行了很多的练习。开始时你如何？ 现在你如何？你可能会发现自己进步了不少。

你可以影印第一张平衡饮食清单，并用另一种颜色的钢笔再写一次。写上日期并将它放在一旁，几个月后再拿出来回顾。

反思

持续庆祝自己的每一个小改变，因为生活中每天都有很多机会庆祝并奖励自己。现在，你就可以花一些时间看看自己成长了多少。在准备好的时候，你可以继续向前迈进。举例来说，如果你在独自用餐时已经能够轻松地察觉饥饿饱足感，那么工作时、与朋友吃晚餐时，或在派对中时，去感知自己的饥饿和饱足感又会如何呢？

并不是每一项练习都适合所有人，有些练习可能很容易就能融入生活中，而有一些则相对较难。你可以探索哪些练习对你特别有效，同时对各种方法保持开放心态。也许在几个月后，你会发现更适合进行某项练习的情境。所以，请持续进行实验吧！

饮食练习 33：回顾你一天时间的圆圈

拿出课程开始时填写的一天时间的圆圈，回顾一下你当初在管理饮食、体重、身体方面花费了多少时间？现在，请花些时间反思：目前你在这些方面所花费的时间占比如何？与以前相比是否有所减少？你认为理想的时间占比是多少？再回顾一下你之前写下的生活中重要方面的清单，包括：工作、家庭、爱好等。当饮食上的挣扎减少后，你是否可以空出一些心力来关注这些方面呢？你一天的时间安排是否发生了一些改变？

反思

要时刻保持警觉，注意食物和饮食的问题何时再次困扰到你。这些问题通常涉及哪些方面？它们在什么时候出现？

当我与珍妮弗开始做一天时间的圆圈练习时，她告诉我她花了75%的时间担心和纠结于自己的饮食、体重、体态。当我请她考虑她在工作、身为太太及母亲上所花费的时间时，她把数值降到60%。持续练习一段时间后，她的数值降到35%，但是她还是不满意。虽然这个时间已包含一些较正向的事情，例如购买食材、为家人准备餐点、用餐、买衣服等，她觉得还是不够平衡。她还想要把数值降到20%，不想在思考食物及体重上花太多时间。

我问她："你最常担心什么？"

她告诉我希望在暑假前再减7kg，而且这个想法总是出现在脑海里。如果无法减掉这7kg，她也许就无法停止对于体态的执着。因为她曾经通过不健康的节食达到比理想还要轻的体重，这让我有点担心。

我问她："你对于这7kg最担心的是什么？你平时什么时候出现这种担忧？是在跟客户见面或是在办公室时吗？"

"嗯，不是。我在穿着泳装时最为担心。"她说。

"你每一次穿上泳装都担心吗？"

她想了一下后说："不是，去运动俱乐部的时候才会担心。"

我再次追问："去运动俱乐部每一次都会担心吗？"

"嗯，不是。"她说，"想想后，其实只有当苏也在运动俱乐部的时候才会担心。"

原来苏是她稍微有些嫉妒的高中同学。

她对于自己想要减七公斤的执着感到荒谬，并说道："这真的很愚蠢，我一个暑假至多会遇到苏两三次而已。"

聊完后，珍妮弗可以把数值从 35% 减到 20%，一天平均只花三小时备餐、用餐、选购衣服、上妆、整理头发，并少去了一些担忧。

她感到很惊讶，发现自己已放下困扰自己多年的担忧及执着。

面对瓶颈

现在，你可能做了不少改变，比如体重减了一些，却开始遇到瓶颈。然而，你的长期体重目标仍然是可达成的。体重最终可以减多少与各种因素有关：你的年龄、代谢率、起始体重、基因，以及你对于你的饥饿感、饱足感、满足感以及体能活动程度的察觉。在某种程度的饮食运动下，你的体重会慢慢减少，最终还是会遇到瓶颈期。与其感到沮丧，不如庆祝一下！你已在饮食上以及增加体能活动上达成了重要的改变。也许这时候可以允许自己的体重及饮食模式稍微停留在平衡点一阵子，借此让自己对于新的习惯模式建立自信。因此，多给自己一些鼓励吧！

培养新习惯就像耕种植物一样。你会观察它们，细心呵护，然后看看是否出现脆弱的现象。盲目失衡的饮食习惯可能会以各种不同的方式回到我们的生活中。你可以给自己几个月或更多的时间，让自己适应新的体重，并在前往下个阶段前，充分接纳你在这个阶段献给自己的礼物。

在有足够的信心接受另一个挑战时，你需做出重要的决定：你想要从平常饮食中再减 200~300kcal 或是加强运动量？或者即使体重不会再下降，你也想要先持续维持目前的新习惯？无论如何，你应该发现身体变健康且内心少了很多的挣扎。允许自己持续强化自我接纳及成就感。

你正在运用你的选择权。有些人会决定少摄取一些热量。他们可以从平日减少 200kcal、300kcal，甚至 500kcal，并在餐前、餐中、餐后都能感到满足。另外一些人却决定靠运动。他们知道自己可以提高平日的步数，或是增加 15 分钟的健身时间。这些改变可以持续一段时间甚至一辈子。这些是你的选择，并不是社会大众的选择，不是你同事的选择，不是你的医师的选择，也不是你伴侣的选择。知道这一点，可以帮助你获得接纳及找到平衡点。

你会运用同样的方式来维持体重。平衡进食者站上体重计，不会一年到头都看到同样的体重。有时候体重会增加几千克，特别是在节庆的时候，这是正常的。健康体重者及反复减重者的差别是：健康体重者不会告诉自己要自暴自弃。相反，他们会利用小奖励来鼓励自己维持健康的饮食习惯，体重也就渐渐地又下来了。

因此，如果你发现自己增加了几千克（正常体重起伏以外），就把它视为一个契机，问自己："我是因为每周多外食一两次，或是因为我的新朋友总会点甜点，还是因为附近刚开了一家面包店？ 或是我到健身房次数从一周三次减少至一周两次？ 或者是因为冬天，走路的机会变少？"

你也许还记得以往体重增加的反应，可能会感到恐慌。其实，这是一个停下来思考的好机会。你可以做哪些改变来达到更好的平衡。这可能很麻烦，但其实我们在生活中的其他方面也要不断地重复检视自己。我们这个月的花费是否超过了预算？是不是较少跟朋友或家人联系？几个工作事项没有在时限内完成？你可以退一步想想到底是哪些事情打乱了我们原有的安排，考虑可以做哪些调整，让我们回到整体价值及健康的平衡。我们也可以利用这个方式来应对食物饮食相关的选择、习惯模式及抉择。

练习前瞻思维的艺术

渐渐地，正念已成为你的默认模式。你在大部分餐前、餐中、餐后都会这样做，而且感觉轻易、愉悦且无须费力。

无论你是否已养成这些习惯，你都可以先预想一些可能让你无法正念进食的情境。

举例来说，很多人发现探望父母也许是个挑战。有位五十几岁的学员告诉我："不要放假，回家都没事做！"

他们的确会开始重复盲目饮食习惯，他们会利用过量进食来安抚自己，以及无意识地把餐盘里的食物吃光。单纯想到与父母及兄弟姊妹共餐就足以引起他们的焦虑。

有些人则觉得生日派对是一大挑战，其他人可能认为度假、节庆或是工作忙碌时最具挑战。

提早预期可能的挑战，然后规划如何把它们融入正念练习，是一个不错的策略。就算这些场景可能会引起焦虑，你还是可以面对它们，你可以选择运用它们来练习强化正念技巧，而不是唾弃它们。

你可以持续练习往前瞻望。在接下来的一周、一个月、一年内，会出现哪些最具挑战性的饮食情境？

你可以考虑如何在这些情境中善用抉择的力量。举例来说，也许探望父母时把餐盘食物吃光是还好的，毕竟半年后才会再次见面。或者你也许决定果断地告诉父母自己不饿了，不想要把食物吃完。你也可以说："妈，这太好吃了，我会再吃一口，但是我其实已经很饱。""我可以把一些带回家吗？""你知道吗，我很想要为先生、小孩、下周的聚餐准备这个食物，我可以跟你要食谱吗？"

你同样可以在生日派对中培养内在美食家。在拿了一块蛋糕充分享受几口后，你可以把它偷偷地放到一旁，顺便称赞一下主办人。或者你吃了大块的蛋糕加上冰激凌，决定接下来的一餐少吃一些。

在感恩节时，你可以允许自己吃到过饱，这种情况一年也只会发生一两次。我发现健康体重者经常愿意承认自己在特殊节庆时会过量进食！当你决定如何应对这些未来的挑战时，可以问自己："哪个选择会让我后悔？是避开这次的美食、点心及特别时光？还是我会在几个小时后因为过饱不适而感到后悔？"问题的答案因人而异，每个情境都不尽相同。如果你能事先有意识地做出决定，那么也许你能更自信地应对当下的情境。

找出适合自己的方法

行使抉择的力量，包含建立自己的饮食指引。当盲目地遵循饮食计划时，你的内心最终会站起来抗议："不要告诉我该怎么吃！"

成功的平衡进食是灵活的。平衡进食者不会遵循死板的规范，而是会创造适合自己喜好及生活的方式，然后根据不同的状况进行调整。他们会找寻中庸之道，运用这种智慧来让他们享受美食以及滋养身心。

举例来说，当我开始为帕姆的饮食体重问题给予辅导时，她告诉我：她从来不会允许饼干出现在家中。她说，如果家里有饼干，她一定会吃完一整盒。由于她认为饼干是"不安全"的，因此她定下了一个严格的规定：家中不能有饼干。

几周后，帕姆发现她其实不必如此。她现在已具备正念技巧，因此觉得家中可以放置一盒饼干（一种她喜欢但是不是最爱的饼干），但是要藏在自己看不到的橱柜里。

再过一阵子，帕姆已经对于她的正念饮食技巧越来越有自信。她已经成功减重，也能处理来自美食的诱惑。她知道，若饼干出现在面前，她会吃一两块，但是不会把整盒吃掉。然而，这只限于她认为安全的饼干。她还是很小心地确保家里不会出现过于诱人的饼干。

一年后，帕姆已减了13kg并不再暴食。至于饼干，帕姆心中只有一个指引：吃。只要她能这样做，任何饼干都是安全的。只有面对特殊节庆时出现的美味，她才会慢慢地品尝半块，然后把剩下的收起来下次再吃。

你也会抵达这个境界。就算今天、下周甚至下个月还没成功，总有一天，你一定会抵达这个境界。通过正念练习，你与食物的关系会慢慢地改变。你与食物的关系不再是一段充满焦虑的关系，而是一段充满喜悦的关系。放下挣扎，取而代之的是你一直以来想要的享受及自由。

致　谢

　　我想要借此机会感谢多年来启发我的想法、临床经验及研究的多位老师、同事及学生。

　　我和正在饮食和体重问题上挣扎的人们累积的临床经验，为这本书增添了丰富的内容。虽然我无法一一说出他们的名字，但他们在放下挣扎的过程中，带给我很多的启迪及智慧，我衷心地感谢他们。我的临床老师们当然也值得致谢。布朗大学（Brown University）辅导中心的费迪南·琼斯博士（Dr. Ferdinand Jones），提供我创建及分享正念饮食疗法的机会。我也于罗德岛普罗维登斯市的厌食症救援协会（Anorexia Nervosa Aid Society）与挣扎多年的女病患们分享我的工作。我曾在波士顿麦克莱恩医院（McLean Hospital）的行为饮食障碍部担任兼职的博士后研究员。当时，菲力普·莱文杜斯基先生（Philip Levendusky）支持我接触重度神经性暴食症的女病患们。这三十年来，各式饮食障碍的男女个案（尤其是神经性暴食症及暴食症）的临床经验，给我的研究提供了核心参考。

　　值得一提的是，正念饮食的临床治疗是我多年来与许多学术前辈及同事共同合作的结果。如果没有我在耶鲁大学的同学盖瑞·施瓦茨（Gary Schwartz）及朱迪思·罗汀（Judith Rodin），我就不会有前进的想法及动力。不列颠哥伦比亚大学（University of British Columbia）的客座教授彼得·聚德费尔德（Peter Suedfeld）也值得我特别感谢。他在耶鲁大学的那一年，启发了盖瑞，让盖瑞得以在耶鲁大学进行感官剥夺实验。我早期的一个正念饮食训练个案，通过了这项实验，深化了自己对于饥饿感及饮食的觉知，并从中获益。我无法表达彼得·聚德费尔德给我的个人及学术支持。他鼓励我发挥创意、增广思维以及进行写作。近期，正念饮食中心的同事及朋友持续地给了我支持及启发。他们与我共同创立了正念饮食中心，探索如何将这类议题带给专业人士及一般民众，分享他们的创意及真实的想法。我很感恩有机会与玛格莉特·弗莱契（Megrette Fletcher）、查尔·威利肯斯（Char Wilkens）、简·裘森·贝斯（Jan Chozen Bays）、唐纳·艾特曼（Donald Altman）及罗恩·摄巴尔基（Ron Thebarge）合作。还有很多人我无法一一感谢，其中包括马莎·哈得那尔（Marsha Hudnall）、卡罗琳·巴尔登（Caroline Baerten）、莉莉亚·葛劳（Lilia Grau）以及雪莉尔·瓦摄曼（Cheryl Wasserman）等。

如果我没有机会学习然后深化自己的静坐练习及知识，就不可能写出这一本书。就如我之前提到的，我是在1971年的时候开始接触静坐练习的，但是很可惜，我已不记得是谁把我带到费城市区某个中心进行初次体验。我后来继续通过史沃斯摩学院（Swarthmore College）的唐纳德·史威若（Donald Swearer）及威斯康星州麦迪逊市的喜马拉雅静坐中心（Himalayan Institute meditation center）增加自身经验。我还在喜马拉雅静坐中心认识了斯瓦米·阿贾亚（Swami Ajaya）——一位拥有印度教深度训练的心理师。这个中心针对印度静坐练习提供了更完整的介绍。但是阿贾亚是第一位鼓励我把心理学与传统静坐练习相联结的人，并促成我发表了自己在这个领域中的第一篇学术文章。我也在这里遇见丹·布朗（Dan Brown），他的研究联结了静坐练习与催眠的自我觉知理论，五年后，他成了我在哈佛医学院附设剑桥医院的同事及导师。

这在美国掀起了一股静坐练习的风潮，波士顿地区由赫伯特·本森（Herbert Benson）引领，他在《心灵的治疗力量》（*The Relaxation Response*）一书中完美地呈现了其研究成果。卡巴金则在马萨诸塞州医学中心出版了《正念疗愈力》（*Full Catastrophe Living*），将正念静坐练习的力量介绍给世人，帮助人们应对压力、慢性疼痛、焦虑及癌症等问题。如果没有赫伯特·本森，以及卡巴金和他的同事萨奇·圣多瑞里（Saki Santerelli）及伊拉娜·罗森鲍姆（Elana Rosenbaum）的努力，我也不会有信心创立正念饮食觉知训练课程。即使已离开马萨诸塞州医学中心二十五年，卡巴金仍然是我很要好的同事及朋友。

这本书拥有深厚的科学根据。我刚开始对心理学有兴趣，是因为它有潜力融合人类的服务及严谨的科学。指引我走向这条道路的老师肯尼斯·戈尔根（Kenneth Gergen），他是我第一次上心理学简介课的老师，也协助我进行了日本及亚洲其他地区的跨文化研究。还有在我大学最后一年的时候聘我为研究助理的珍妮·马雷切克（Jeanne Marecek），这两位成了我要好的朋友。彼得·朗（Peter Lang）、迪克·麦克法尔（Dick McFall）、霍华德·莱文索尔（Howard Leventhal）等大师级的老师，让我在威斯康星大学时期熟悉科学研究的严谨及限制。我也很感恩有机会在耶鲁大学这样严谨而浓厚的学术气氛中学习。最后，我要感谢马萨诸塞州医学中心的朱迪丝·欧肯（Judith Ockene）。如果没有她的帮助，我不可能培养出足够的技巧及广阔的视野，以进行大规模的临床治疗研究。她刚开始是我的导师，后来我们成了多年的同事及朋友。

当然，如果没有多年来我参与的多方研究合作及得到的支持，这本书就不会问世。刚到印第安纳州立大学任教时，布莱登·哈利特（Brendan Hallett）来找我当他有关静坐博士论文的指导教授。我回答他说："没问题。"但是我们要进行我正努力创立的正念饮食课程。我还记得他一开始先是排斥："我是男生！ 我对这一概不知！"后来我们决定把课程对象设定在有暴食症的女性患者，一部分是因为这群人与他原有的成瘾行为临床经验较为符合。在整个过程中，布莱登是一个很棒的伙伴。他协助我编辑了之前在马萨诸塞州医学中心的治疗指引，使其能适用于更多不同背景的学员。这个研究是一个很重要的基石。我们成功申请到美国国立卫生研究院下属国家辅助及替代性医疗中心的研究经费。若没有杜克饮食运动中心（Duke Diet and Fitness Center）的露西·布朗（Lucy Brown）及史蒂芬尼·诺尔（Stephanie Noll）愿意与我合作，我们也不可能成功申请到此项研究计划。后来研究计划进行时，鲁思·沃勒威（Ruth Wolever）代替转职的史蒂芬尼。鲁思就从此成了我在推广过程中的朋友及伙伴。这个计划后来也移植到杜克整合医学部（Duke Integrative Medicine），由她与她的团队成员：萨莎·洛林（Sasha Loring）、珍妮弗·戴维斯（Jennifer Davis）、珍妮弗·贝斯特·韦伯（Jennifer Best

Webb）及洁西卡·韦克菲尔（Jessica Wakefield），继续为争取更多美国卫生院经费，特别是对外在智能元素的研究做出了巨大贡献。

当然，我在印第安纳州立大学的研究团队，以及多年来参加正念饮食觉知训练课程的小区民众，让这一切成真。1991年，当我刚来到印第安纳州立大学，初次提议以静坐作为我教学研究的主要主题时，我预料到会面对一些阻碍。然而，我的研究同事、系主任弗吉尼亚·奥利里（Virginia O'Leary）包括院长乔·威克斯曼（Joe Weixlmann），都给了我很大的鼓励。后来接任的主任们——道格·赫曼（Doug Herrmann）及弗吉尔·喜特斯（Virgil Sheets）也是如此。参加美国卫生院计划的研究团队，包含了多位同人。心理门诊的珍·莱特（Jan Wright）及瓦琳达·伍特斯（Valinda Woods）总是那么有耐心；心理学系的托尼·柏林葛尔（Toni Bolinger）及金·朱瑞安（Kim Julian）；我的同事琼·史波克（June Spock）、米歇尔·博耶（Michele Boyer）、兰迪·史蒂文斯医师（Dr. Randy Stevens）；曾任团体领导者，善良尽责的研究生及研究助理们，特别是麦可·安·葛洛特（Michael Ann Glotfelter）、茱莉·布坎南（Julie Buchanan）、布兰地·丁（Brandy Dean）、乔安娜·何（Joanna Ho）、阿妮塔·法雷（Anita Farell）、贾尼丝·利（Janice Leigh）及塔玛拉·强森（Tamara Johnson）；曾多次克服挑战的计划承办人布莱兰·瑟顿（Bryland Sutton）及凯莉·任特莉亚（Kelly Renteria）。特别感谢计划中协助我们的统计学家：弗吉尔·喜特斯（Virgil Sheets）及凯文·柏林斯齐（Kevin Bolinskey）。他们协助我们整理复杂的资料，应

210

对多个临床研究地点的后勤及伦理议题，提供检视研究成果所需的复杂统计分析。

这个计划后来开始在各地发展开来。延伸或调整正念饮食觉知训练的同时，也贡献了此疗法更多的智能及价值。与杜克大学研究团队合作的麦可·巴伊梅（Michael Baime）及阿米莎·札（Amisha Jha）对神经生理机制进行了深入探讨。俄亥俄州立大学的卡拉·米勒（Carla Miller）建立了一个能够有效且清楚传达正念饮食觉知训练给2型糖尿病患者的团队。加州大学旧金山分校里克·赫克特（Rick Hecht）和艾莉莎·埃佩（Elissa Epel）领导的团队展现了令人敬佩的智慧以及尽职与合作精神。这五年来，此团队曾与我合作的成员包括帕蒂·莫兰（Patty Moran）、珍妮弗·道本蜜尔（Jennifer Daubenmier）、麦可·艾克力（Michael Acree）等。我与加州大学旧金山分校的卡西·威登（Cassie Vieten）、金伯莉·科尔曼·富斯（Kimberley Coleman-Phox）及珍妮特·伊克国威斯（Jeannette Ickovics）进行了讨论，他们给了我非常多的启发。最后，我要特别感谢安德烈亚·立贝尔斯坦（Andrea Lieberstein）的尽责、热忱及耐心。安德烈亚刚开始是我们研究计划的一位团体带领者。过去六年中，我和她一起在美国及欧洲国家举办了多场活动，成功地将正念饮食觉知训练带给数百位有缘人。我也特别感谢卡罗琳·巴尔登（Caroline Baerten）以及她在比利时的正念饮食团队，感谢美国的欧米茄学院（Omega Institute）、克里巴鲁瑜伽与健康中心（Kripalu Center for Yoga & Health）及伊沙兰学院（Esalen Institute）的同仁们，他们给了我许多宝贵的建议、想法以及全方位的支持和协助。

如果没有艾莉莎·鲍曼（Alisa Bowman），我就无法写成这本书。她不但是一位充满智慧且细腻的编辑，还利用她的写作能力将专业术语转变成书中的自我引导练习，把我的科学及临床经验反思以文字完整地呈现出来。读了我的一篇文章后，她通过她的经纪人麦可·哈立欧特（Michael Harriot）与我联络，提议与我合作写这本书。她已与麦可有多次合作，其中一本书还曾荣登《纽约时报》畅销书排行榜。我要感谢麦可积极地提出计划、协助我们寻找出版商，并持续支持我们把书写完。我有幸与企鹅出版社（Penguin Books）的玛莉安·莉斯（Marian Lizzi）合作。她曾与艾莉莎合作，并给了我们许多宝贵的反馈，耐心地指导我们进行创作。